大《だい》便《べん》通《つう》

知っているようで知らない大腸・便・腸内細菌

辨野義己

幻冬舎新書
290

大便通《だいべんつう》／目次

序章 私はなぜ「大便通」になったのか
——大便研究の目的 9

第1章 大便は何でできているのか
——善玉菌と悪玉菌 25

第4章 腸内細菌研究の最前線 ――現代医療のトップランナー 121

第5章　これであなたにも「大便通」が訪れる
――腸内環境をコントロールする食生活

序章 私はなぜ「大便通」になったのか

——大便研究の目的

「不便」になった現代社会

いきなり自慢話から始めて恐縮ですが、世間広しといえども、私ほど他人様《ひとさま》の大便と共にニラメッコしてきた人間はいないでしょう。およそ40年前から、私の生活は常に大便と共にありました。

そう聞いて、思わず顔をしかめた人もいると思います。「そんなの自慢話には聞こえないよ」という声も聞こえてきそうです。

たしかに、「大便とニラメッコする生活」を羨《うらや》ましいと感じる人はいないでしょう。大便といえば、「汚い」「臭い」のシンボルみたいなもの。それを自ら好き好んで観察したがる人間は、むしろ変わり者だと思われて当然です。小さな子供はウンチが大好きですが、ふつうの大人は自分の大便だって直視したくないでしょう。他人様の排泄物《はいせつぶつ》となればなおさらで、観察するどころか、それについて考えるのもイヤだろうと思います。

それ以前に、そもそも現代人にとって、大便はあまり身近なものではありません。

まず、いまや汲《く》み取り式のトイレなどほとんど存在せず、大便は排泄されるやいなやあっという間に水で流されてしまいます。また、化学肥料の発達で、農村からは肥溜《こえだ》めも姿を消しました。バキュームカーが来ることもないので、あの作業中に漂う特有の臭いを嗅《か》ぐこともありません。シャワートイレが普及したおかげで、お尻を拭くのに失敗して手に「ウンがつく」こともない。人の大便だけではありません。昔はうっかり踏んづけていた犬の糞も、いまは飼い主が拾って持ち帰るようになりました。

そうやって、現代人は大便から遠ざけられています。「便利」な社会は、ある意味で「不便」な社会だといえるかもしれません。社会が清潔になるにしたがって、私たちは、あたかも周囲に大便など存在しないかのように暮らすようになったわけです。

それによって、私たちの生活は以前よりもはるかに快適になりました。これ自体は、もちろん歓迎すべきことだと思います。

しかし、だからといって大便の存在を忘れていいわけではないでしょう。

どんなに清潔さを求めても、大便がこの世から消えてなくなることはありません。その存在から目を背けても、人間が物を食べて生きていく以上、大便は私たちの体の中で必ず作られます。

しかも、そこにはたいへん貴重な情報が詰まっています。大便は、私たちの健康状態を知らせてくれる、体内からの「お便り」のようなものです。それを「見たくない」「考え

には、私たちが健康で幸福な生活を送るため、想像以上のヒントが隠れているのです。大便たくない」と無視するのは、自分自身の健康問題から目を背けるのと同じことです。

世界中から集めた6000人分の大便

では、その大便と向き合うことで、何がわかるのか。

日々の排便《はいべん》と健康状態に多少なりとも関係があることは、誰でも何となくわかっているでしょう。「快眠・快食・快便」は、健康のバロメーターともいわれます。スッキリした便通《べんつう》のあるときは、体調も良いと感じる人が多いはずです。逆に、便秘《べんぴ》や下痢《げり》をするときは体調が悪い。おなかの具合だけでなく、風邪や精神的なストレスなどで体調を崩したときにも、便通は乱れます。

でも、便秘や下痢さえしていなければ「快便」かというと、決してそんなことはありません。たいていはトイレですぐに流してしまうので、そこまでチェックする人は滅多にいませんが、健康度は大便の「色」や「臭い」にも表れます。

それを見なければ、体内からの「お便り」をちゃんと読んだことにはなりません。ですから本書でも、大便のさまざまな状態がどんなメッセージを含んでいるのか、のちほど詳しく説明します。

ただし、勘違いされると困りますが、私は他人様の大便とトイレでニラメッコしているわけではありません。私が専門家として大便を観察するのは、あくまでも研究室での話です。そのために、これまで多くの人の大便を集めてきました。大便を提供してもらった人の数は、おそらく6000人を超えているでしょう。

それも、日本人の大便だけではありません。世界各地から、大便を集めています。カナダ人の大便はトロントまで出張して採集しましたし、パプアニューギニアの高地民の大便は大阪市立大学の先生にお願いして採集してもらいました。フィンランドのお母さんと子供の大便や、リトアニアのおばあさんの大便を空輸したこともあります。

中国人360人分の大便を現地で集めたときは、広州の空港でひと悶着《もんちゃく》ありました。日本に帰るのに、うっかりアメリカへ行く便のゲートに行ってしまったのですが、そこでは過去に見たことがないほど厳重な手荷物検査が行われていたのです。

その日は、2001年9月11日でした。そう、アメリカ国内であの同時多発テロが発生した日です。そんなときに、私は集めた大便の一部を機内に持ち込む手荷物の中に入れていました。

「これは何だ」

「大便です」

「何だと？　開けてみろ」

怪しむ気持ちはわかりますが、大便を収納した容器はそう簡単に開けられません。研究の目的などを必死に説明して、何とかその場を逃れることができましたが、怒濤《どとう》の冷や汗をかいたものです。

そんな苦労をして集めた大便も、昔は保存ができなかったので、観察を終えてから泣く泣くトイレに流して捨てていました。しかしいまは、1〜2グラムのサンプルをマイナス80度で冷凍保存しています。大便の提供者から、文字どおりの宅配「便」が（保冷剤入りで）届くことも珍しくありません。

ますますヘンな人だと思われそうですが、これは私にとって、貴重な研究材料が詰まった商売道具です。「宝物」といっても過言ではありません。

大腸には1〜1・5キロもの細菌が棲息している

「ただの食べカスが、そんなに大事なの？」――そんな疑問を感じる人も多いでしょう。

たしかに、大便が「消化・吸収されなかった食べ物の残りカス」なら、そんなに頑張って集める必要はありません。たいがいの食べ物は、もっと簡単に手に入ります。

しかし、大便は単なる「食べカス」ではありません。多くの人が勘違いしているのですが、食べカスは大便のほんの一部です。

実をいえば、大便の大部分は水分が占めています。下痢の場合は90％以上が水分で、これは誰でも「なるほど」と納得するでしょう。でも、ふつうの健康な大便でも、重量の80％は水分が占めている。硬い便ほど水分が少なくなりますが、どんなに硬くても、その半分以上は水だと考えていいでしょう。

では、それ以外は食べカスかというと、そうではありません。食べカスは、水分を除いた固形成分の3分の1程度。水分80％の健康な大便なら、食べカスはたったの7〜8％しか含まれていないのです。1割にも満たないのですから、「大便＝食べカス」という思い込みは、いますぐに捨ててください。

また、水分を除いたおよそ20％の固形成分の中には、はがれた腸粘膜《ちょうねんまく》も食べカスと同じぐらい含まれています。「粘膜がはがれて出てくるなんて怖い」と思うかもしれませんが、これは新陳代謝によって作り直されるので心配はありません。髪の毛や爪が生え替わるのと同じだと思えばいいでしょう。

さて、固形成分の3分の1は食べカス、3分の1は腸粘膜だとすると、残る3分の1は何でしょうか。実はこれが、私の研究対象にほかなりません。

それは、腸内細菌です。

細菌（バクテリア）は単細胞の微生物で、病原性《びょうげんせい》を持つものも少なくありません。そのためイメージが悪く、「できれば近寄りたくない」と思う人が多いでしょう。

しかし私たちの体の中には、たくさんの細菌が棲息《せいそく》しています。大腸の中だけでも、その総重量は1〜1・5キロにも達するのですから、決して無視できる存在ではありません。

私たちは常に、大量の細菌と共に生きている。そして、この腸内細菌の一部が、大便といっしょに外に出てくるのです。

肉眼では見えない小さな微生物ですから、少量でもその個体数は膨大です。水分を除いた大便1グラムの中には、6000億〜1兆個もの細菌が含まれています。もちろん、すべてが同じ細菌ではありません。腸内に棲息する細菌は1000種類以上いると考えられています。

ここで重要なのは、その種類が人によって異なることです。

腸内環境がどんな細菌で構成されているかは人それぞれですし、同じ人でも食事や体調などによって変わります。ですから大便内にいる細菌の種類もさまざまで、同じものはひとつもありません。

その意味で、大便は「個人情報」の塊《かたまり》のようなものです。いわば指紋のように違うからこそ、そこには情報としての価値がある。大便内の細菌を調べれば、その人の腸内がいまどんな状態なのかがわかるのです。

したがって、大便という「お便り」が私たちに伝えようとしているメッセージをきちんと理解しようと思ったら、腸内細菌という「文字」を読み取らなければいけません。

家畜の細菌研究から人間の腸内細菌へ

その腸内細菌の研究が、私の専門分野です。

腸内細菌の様子を調べるには、それを外に運び出してくれる大便ほどありがたいものはありません。だから私は多くの人々の大便を集めて、40年間もそれとニラメッコしてきました。

もちろん、研究のためには大切な「宝物」だとはいえ、大便は大便です。この研究を始

め た当初は、やはり気持ちの上で抵抗がありました。この分野の大先輩である指導者からは、苦笑混じりに「こんな3Kの仕事に嬉々《きき》として取り組む奴はバカだ」と言われたこともあります。「汚い・臭い・暗い」の3Kです。

そもそも私は、最初から大便の研究がしたかったわけではありません。子供のころから生き物が好きで、昆虫採集や動物の剝製作りを趣味にしていた私は、大学では獣医学部に入りました。人間の健康ではなく、動物の健康を守る仕事を志していたのです。

大学では、乳牛の乳房炎《にゅうぼうえん》という病気に強い関心を持っていました。この感染症は、乳房の中にいる微生物と深く関わっています。いまから思えば、そのあたりから現在の研究への道が始まっていたのでしょう。

また、当時（1970年代の中頃）は、微生物が生態系のなかで重要な役割を果たしていることが、学問的にも注目され始めた時代でした。そもそも私たちが暮らしている地球の環境自体、微生物を抜きには語ることができません。なにしろ地球全体の重さのうち、3分の1は水、3分の1は土、そして残る3分の1は微生物です。それほど大量に存在するのですから、環境に影響を与えないはずがないでしょう。

そんな微生物に興味を抱いた私は、大学卒業後に進んだ大学院の獣医学専攻でも、動物の常在《じようざい》微生物の研究に取り組みました。こんどは乳牛ではなく、ニワトリです。

そこで与えられた課題は、「ニワトリの呼吸器内常在菌に影響を及ぼす飼育環境」。呼吸器内の細菌は飼育する環境によって変化し、それが呼吸器感染症の原因になります。ですから、環境と常在菌の関係を調べ、病気になりにくい飼育方法を明らかにすることが、ニワトリの生産性向上に役立つのです。

その研究を始めたころに、私は研修生として理化学研究所（理研）に通い始めました。大学院の指導教官が他大学での研究推進のため不在でしたので、理研で細菌について教えてもらうことになったのです。

その理研で出会ったのが、腸内細菌研究の第一人者である光岡知足《みつおかともたり》先生（現東京大学名誉教授）です。理研に来て1年たった頃、光岡先生に「君に手伝ってほしい仕事がある」と依頼を受けた私は、大学院を中退して理研に就職しました。

そこで光岡先生に与えられたテーマは「ヒトの大腸がん発症に関与する腸内細菌の探索研究」です。しかし私はもともと獣医志望ですから、人間の病気には興味がありません。子供のころは動物園で働く獣医に憧れていたぐらいですから、最初は「私は家畜の病気にしか興味がありません」と渋りました。

でも光岡先生は、「大腸がんに関係する腸内細菌はこれから脚光を浴びるはずだから、ぜひやってくれ」とおっしゃいます。その熱意に負けた私は、そのときから「人間の健康」に取り組み始めました。しかもその研究対象が腸内細菌だったために、他人様の大便と生活を共にするようになったのです。

そして光岡先生の言葉どおり、大腸がんと腸内細菌の関係は、たいへん重要な研究分野になりました。本書でも、それについてはのちほどゆっくりお話しします。

慣れてしまえばウンチの臭いも香ばしい

もちろん、そのときに研究者として方向転換したことは、まったく後悔していません。それに、これも私の運命だったのかもしれないとも思います。

なにしろ、私の名前は「べんのよしみ」。

あるテレビ番組に出演して、「便秘症の若い女性の大便を集めている」という話をしたときは、司会のタモリさんに「先生は、便の研究をするよしみで『べんのよしみ』になったんですよね?」と言われました。

もちろんタモリさんは冗談でそうおっしゃったのですが、いまでも、たまに「先生のお名前はペンネームですか？」と真顔で聞かれることがあります。大便の研究を始めた当初は、同僚が私のことを「べンちゃん、べンちゃん」とあだ名で呼ぶので、研究室を訪れた外部の人が「大便の専門家だからって、ベンちゃんなんて呼ぶのは酷《ひど》い」と腹を立てたこともありました。

でも、念のため言っておきますが、「辨野義己」はれっきとした本名です。この名前が私の無意識に働きかけて人生の方向を決めさせた……などということはないと思いますが、「名は体を表す」ならぬ「名は職業を表す」になったのはたしか。われながら、面白い成り行きだと思います。そのおかげで、めずらしい苗字であるにもかかわらず、名前と研究内容を覚えてもらいやすくなりました。

「いくら研究とはいえ、ウンチと生活を共にするのは辛くないですか？」――そんな質問を受けることもよくありますが、どんなことでも仕事にすれば慣れてしまうものです。

たとえば、臭い。大便研究にはこれがつきものですが、臭いのキツい研究対象は大便だけではありません。化学反応には強烈な臭いを伴うものがあるので、化学実験の専門家はそれを嗅ぐのが日常です。そのため化学反応の臭いは平気ですが、そんな彼らも、私の研究室に来ると「大便の臭いは我慢できない」と言います。

実際、こんなことがありました。パプアニューギニアの高地民の腸内細菌を調べるために、大便を培養《ばいよう》していたときのことです。

培養後、培養に使う大きなジャーを開けたときに、たまたまタイミング悪く、化学工学研究室の主任が「辨野君、いる？」と実験室に入ってきました。いきなり強烈な臭いに直撃された主任は、「しばらく耳が聞こえなかった」そうです。鼻と耳はつながっているので、そちらにダメージを受けたのでしょう。

一方の私は、その臭いをどちらかというと「香ばしい」と感じました。でも化学者とは逆に、私は化学物質の臭いが苦手です。また、同じ細菌でも、唾液を培養するときの臭いは大便とはまったく異質で、絶対に我慢できません。「唾液か大便かどちらかの臭いを嗅げ」と言われたら、間違いなく大便を選びます。

わが身のこととして真剣に「ウンチの話」を聞いてくれた女性記者

ともあれ、慣れとは恐ろしいものです。臭いのことだけではありません。

私の場合、いまは人前でも平気で大便の話をしますが、昔は、相手が女性だと羞恥心《しゅうちしん》が邪魔をしていました。べつに妙な下心を持っていなくても、女性に「はしたない人」と思われるのは避けたいものです。

それが変わったのは、ある大阪弁を話す女性記者の取材を受けたときでした。私も大阪出身ですから、これは話しやすい。大阪弁特有のユーモラスな空気も手伝ったのでしょう、まったく躊躇《ちゅうちょ》することなく「ウンチの話」ができました。しかも相手はご自身が便秘で悩んでおられたので、イヤな顔ひとつせず、たいへん真剣に話を聞いてくれます。

それ以降、標準語を使う女性記者が相手でも、大便の話ができるようになりました。新聞でも雑誌でもテレビでも、取材記者たちはみんな締め切りに追われ、ストレスの多い不規則な生活をしているので、女性はたいがい便秘です。だからどの記者も、他人事《ひとごと》ではなく「わが身のこと」として話を聞いてくれるのです。会ってしばらくしてから、「先生のおっしゃるとおりの食生活にしたら、スッキリ快便になりました！」と報告してくる記者も少なくありません。

これは、私が女性との「ウンチ会話」に慣れたと同時に、相手の女性たちもそれに慣れたということでしょう。上司に「大便の専門家」の取材を指示されたときは「え～？」と思ったかもしれませんが、私の話を聞いているうちに、大便の重要さがわかってきた。そこから目を背けてはいけないことを理解すれば、人と「ウンチの話」をするのが、ごく当たり前のことに思えるようになるのです。

最初にお話ししたとおり、現代人は大便から遠ざけられており、気持ちの上でも、できるだけそこから関心を逸《そ》らそうとします。ほとんどの人はその臭いを嗅ぎたくないし、それについて話もしたくありません。

でも、元はといえば私たちの体の中で作られるものですから、いったん慣れてしまえば、必要以上に毛嫌いすることなく、大便を身近な存在として考えることができます。ですから本書を手に取ってくださったみなさんにも、まずは大便の話に慣れていただきたいと思って、ここまで書いてきました。

最初は私の「大便通自慢」に顔をしかめた人も、そろそろウンチの話に慣れてきたことでしょう。外に排泄されるからといって、大便は単に臭くて汚いだけの無価値なものだと思ったら大間違い――それぐらいの感覚になっていただければ、もうオーケーです。

これからさらに大便の世界を掘り下げていきますが、なにも専門家の私と同じレベルの「大便・通」になる必要はありません。ここで得た知識によって、みなさんに健康的な「大・便通」が訪れるようになれば、著者として嬉しく思います。

第1章　大便は何でできているのか

——善玉菌と悪玉菌

日本人は80年の人生で8・8トンの大便をする

昔、清純派のアイドル歌手は「ウンコをしない」と、まことしやかに語られた時代がありました。もちろん誰も本気で信じてはいなかったと思いますが、アイドルのイメージを壊さないよう、アイドルたちがファンやマスコミの前ではトイレに行かないという習慣は、どうやら実際にあったようです。

しかし（当然のことながら）いくらイメージを守りたくても、人間は大便をします。これればかりは、アイドルだろうと王様だろうと、全員が平等にできている。そんな誰にでも当たり前の行為が「イメージダウンにつながる」と考えるほうが、どうかしています。そのせいで学校のトイレに行けず、便秘症になってしまう小中学生もいるのですから、こんな偏見はすぐに捨てなければいけません。

ちなみに、日本人ひとりが人生80年のあいだに排泄する大便の量は、平均でおよそ8・8トン。この現実を前にしたら、排便行為を隠すことがバカバカしく感じられるのではないでしょうか。

誰でも同じように大便をするのは、私たちが何かを食べなければ生きられないからです。

あらゆる動物は、ほかの動物や植物を食べて栄養を補給しなければいけません。食べた物を消化器官で分解し、エネルギー源や体を作る材料として吸収する。食べた物がすべて栄養として吸収されれば大便は出ませんが、そういうわけにもいきません。どうしても「食べカス」は生じます。

では、口から入った食べ物は、どのようなプロセスで大便になるのでしょうか。

口から肛門までつながる消化管《しょうかかん》は、全長およそ8～9メートル。実感としては、食べた物が食道と胃を経てそのまま真《ま》っ直《す》ぐに下りていくような気がしますが、胃から先の腸管はくねくねと曲がっているので、実際はかなりの長旅です。

口で咀嚼《そしゃく》された食べ物は、主にデンプンを分解する消化液（つまり唾液）と混ざった状態で食道を通って胃に送り込まれます。胃では、胃液に含まれる酵素によってタンパク質などが分解され、感染症の原因となる細菌やウイルスなどが殺菌されます。

したがって、胃という「関所」を通ることができるのは、胃酸に対して強い細菌だけ。その数は、胃液1ミリリットルあたり100～1000個ほどにすぎません。しかし細菌は短時間のうちに細胞分裂によって倍々ゲームで増殖するので、胃から先の腸内では膨大な数になるのです。

胃に入った食べ物は、1食分およそ4時間をかけて、小腸に送り込まれます。消化管のなかでもっとも長いのがこの小腸で、これだけで6～7メートル。胃に近いほうから十二指腸、空腸《くうちょう》、回腸《かいちょう》の3つの部分に分かれています。消化酵素を出して食べた物を分解し、体の中に吸収するのが小腸の役割です。

吸収を効率よく行うために内壁は細かいひだ状になっており、その表面には絨毛《じゅうもう》という突起があります。そのため表面積が大きく、小腸のひだや突起を伸ばして平たく広げると、なんとテニスコート1面分ぐらいの面積になります。

また、小腸の役割は消化と吸収だけではありません。外部から侵入した異物に真っ先に反応するため、免疫を活性化させる臓器としても機能しています。そのため小腸の働きが弱まると、風邪をひきやすくなったり、疲労が溜まりやすくなったりする。どんな動物も、小腸に病気を抱えると長生きできません。

大腸では「発酵」か「腐敗」のどちらかが起きる

さて、その小腸で消化・吸収されなかった食べカスが送り込まれるのが、大腸です。長さは約1・5メートルと、小腸の4分の1程度。入り口のほうから順番に、上行結《じょうこうけつ》腸《ちょう》（15センチ）、横行《おうこう》結腸（40センチ）、下行《かこう》結腸（30センチ）、S字状結腸（40センチ）、直腸（20センチ）という部分に分かれています。いったん上がり、横に進んでから下に向かい、S字カーブを通って最後の直線に突入する。大便は、F1レースのようなコースをたどって排泄されるわけです。とはいえ、いずれの場所でも要は糞便を作って溜めておくのが大腸の主な役割ですから、小腸と比較するとかなり単純な臓器だといえるでしょう。

小腸から大腸に送り込まれる内容物は、1日に約600ミリリットル。大腸では、そこから水分とミネラルを吸収し、マグネシウム、カルシウム、鉄などを排泄します。

それが大便として排泄されるまでの所要時間は、約12時間から48時間。大腸の入り口では水様《すいよう》の状態ですが、上行結腸を上がっていくうちに水分が吸収されて半泥状《はんでいじょう》になり、続く横行結腸ではパン生地のように押し潰されたりこねられたりします。そうやって泥状になったものが、下行結腸でさらに水分を吸収され、半固形の状態になる。それがS字状結腸でようやく固形になり、最後に直腸を通って肛門から排泄されるのです。

それほど複雑な行程ではないため、かつて大腸は（小腸と比較すると）重要度の低い臓器だと考えられていました。消化・吸収、免疫に関わる小腸を取り去ってしまうと動物は生きていられません。しかし大腸は、失っても生きられます。食べカスを体外に出す仕事だけなら、人工肛門でも問題なくこなせるからです。

でも、これは大腸の役割をあまりに過小評価した考え方でした。

現在は、大腸がもっと重要な仕事をすることがわかっています。単に、食べカスを排泄できれば用が足りるわけではありません。食べカスから大便を作るまでの大腸の働きぶりによって、私たちの健康度は大きく変わるのです。

というのも、大腸を通る内容物には、「発酵《はっこう》」か「腐敗《ふはい》」のどちらかが起きます。どちらも微生物による分解作用ですが、味噌やチーズや納豆などの発酵食品は人間が食べられるのに対して、腐敗した物は食べられません。

それと同様に大腸の内部で起きる現象も、人体に有益なものが発酵、有害なものが腐敗だと思ってもらえばいいでしょう。同じ内容物であっても、大腸の働きぶりが良いと発酵し、働きぶりが悪いと腐敗が起きてしまう。後者の場合、腐敗物質が腸壁を通して体の中に再び吸収され、さまざまな病気を引き起こす原因になるのです。

しかも大腸は人間の臓器の中でもっとも多くの病気と関係しており、「病気の発信源」とも呼ばれます。大腸がらみの具体的な病気については別の章で詳しくお話ししますが、その意味では、小腸に勝るとも劣らない重要性を持っているといえるでしょう。

「無菌人間」は長く生きられない

では、大腸で起きるのが「発酵」か「腐敗」かは、何で決まるのか。

そこできわめて大きな役割を果たすのが、私が専門に研究してきた腸内細菌にほかなりません。大腸内に住む細菌の種類は千差万別で、同じ人でも食べた物や体調などによって違います。その腸内細菌の構成によって、大腸内の環境が発酵しやすくなったり、腐敗を起こしやすくなったりする。「病気の発信源」に大量に存在する腸内細菌は、私たちの健康を大きく左右する存在なのです。

序章でお話ししたとおり、大便の大半は水分が占めており、残りは食べカス、はがれた腸粘膜、そして腸内細菌からできています。排泄された大便に含まれる細菌の種類は、腸内細菌の構成とほぼ同じだと考えていいでしょう。だから、大便の細菌を調べることによって、大腸内の健康度がわかるのです。

ところで、人間の体内にはどうして多くの細菌が住み着いているのでしょうか。自分とは別の生き物が体の中で生きていると聞くと、何となく迷惑に感じる人もいると思います。

実際、1960年代には体内に微生物のいない「無菌マウス」が実験室で作られ、ふつうのマウスより1・5倍も長生きすることがわかりました。だとすると、体内に細菌などいないほうが人間にとっても良さそうです。

しかし、話はそう簡単ではありません。無菌マウスは免疫機能を身につけるチャンスがないため、抵抗力が弱くなります。腸内細菌が作り出すビタミンKがないため、怪我をしても血液が凝固しにくく、傷口が治りにくいので、実験室の中では長生きできても、自然界では短命に終わるかもしれません。

ですから、もし「無菌人間」がいたら、たちまちウイルスや細菌に感染して命が危険にさらされるでしょう。そして実際、生まれる前の胎児は無菌状態です。そのまま生まれるわけにはいきません。

そこで私たち人間は、この世に出てくる直前、産道《さんどう》を通るときに母親から体内の細菌をもらい受けます。自然分娩の場合、赤ん坊が産道で飲み込んだ母親の細菌は、24時間以内に1000億個以上にまで増えるといわれます。これのおかげで、私たちは生まれてすぐに抵抗力を身につけることができるのです。

もちろん、細菌は人間にとって両刃《もろは》の剣《つるぎ》のようなもの。細菌の中には、病気の原因になるものも少なからずあります。でも、その細菌がいることで体の免疫機能が「外敵の性質」を学習し、病気にかかりにくくなったり、怪我が治りやすくなったりする。また、有害な細菌の増殖を抑えてくれる細菌もいります。いずれにせよ、私たち人間は細菌と共に生きていくしかないのです。

発酵をうながす善玉菌、腐敗を起こす悪玉菌

大腸の中にも、有益な細菌と有害な細菌の両方がいます。大腸に住む細菌はすべて「大腸菌」だと思っている人もいるでしょうが、そうではありません。おそらく最初に発見された腸内細菌が「大腸菌」と名付けられたのだと思いますが、前述したとおり、現在は大腸内に1000種類以上もの細菌がいることがわかっています。

その中には、食品中の糖類を分解して乳酸やアルコールなどを作る（＝発酵させる）細菌もいれば、タンパク質やアミノ酸などを分解して硫化水素やアンモニアなどを生じさせる（＝腐敗させる）細菌もいます。前者はいわゆる「善玉菌《ぜんだまきん》」、後者は「悪玉菌《あくだまきん》」です。

ただし、すべての腸内細菌が「善玉」「悪玉」のどちらかに分類できるわけではありません。選挙で「勝ちそうな候補者に投票する無党派層」がいるのと同じように、腸内環境によって、そのときに勢力の強いほうになびく「日和見菌《ひよりみきん》」もいます。

また、一般的には善玉菌に分類されていても、常に人体にとって良い仕事をするとはかぎりません。そのときの条件次第では、結果的に有害な働きをすることもあります。逆に、悪玉菌と呼ばれる細菌が有用な仕事をすることもある。したがって「善玉菌／悪玉菌」の分類は決して絶対的なものではなく、あくまでも便宜的なものだと思ってください。

それを踏まえた上で、代表的な腸内細菌を紹介しておきましょう。

まず善玉菌の代表選手は、乳酸菌。乳糖やブドウ糖などを栄養として増殖する腸内細菌で、発酵によって主に乳酸を作り、腸内の環境を酸性に保ちます。ちなみに「乳酸菌」はそのような菌の総称で、ラクトバチルス、ラクトコッカス、エンテロコッカスといったさまざまな乳酸菌が存在します。現在、26属400種以上の乳酸菌が発見されています。

もうひとつ、善玉菌としてよく名前を知られているのは、ビフィズス菌でしょう。こちらはブドウ糖から主に酢酸と乳酸を産生する特徴を有しています。そして40種のビフィズス菌が発見されています。ビフィダム菌、ロンガム菌、ブレーベ菌など、人間の腸内には6種類のビフィズス菌が棲息しています。

乳酸菌やビフィズス菌が「善玉菌」と呼ばれるのは、腸の働きを助けて、便秘や下痢を防ぐからです。消化・吸収をうながし、免疫細胞を活性化させる作用もあります。

一方、「悪玉菌」の代表格はウェルシュ菌。クロストリジウムに属する菌種で、一般にはあまり馴染みのない名前だと思いますが、タンパク質を腐敗させて毒素を産生します。食中毒の原因になるのはもちろん、発がん物質を作り出すこともあるのですから、人間にとってはまさに「悪玉」といえるでしょう。ウェルシュ菌のほかにも、同じクロストリジウムに属するディフィシール菌、バクテロイデスに属するフラジリス菌など、病原性を持つ悪玉菌はいくつもあります。

いずれも肉をたくさん食べる人の大便によく見られるもので、「臭い」がきつくなるのも悪玉菌の特徴のひとつ。ふだん大便に注意を払わない人は「ウンコはすべて臭い」と思っているでしょうが、よく嗅ぎ分けてみれば、その臭いにはかなり差があることがわかります。自分の大便も、肉料理をたくさん食べた翌日などはかなり臭いはず。あの強烈な臭いは、悪玉菌が作り出す有害物質によるものです。

オナラが臭いのも悪玉菌の仕業

ところで、悪玉菌によって臭くなるのは、大便だけではありません。オナラの臭いも、その影響を受けます。

オナラは、口から飲み込んだ空気と腸内で発生したガスが混じったもの。腸内では、細菌の働きによって1日に1リットル前後のガスが発生しているのです。

同じ腸内細菌が生み出すものですから、大便が臭ければオナラも臭いのは当然でしょう。大便は体の中の様子を知らせる「お便り」だといいましたが、それを熟読する前にオナラだけ嗅げば、「お便り」のおおまかな内容は察しがつきます。大便が腸内の観察結果を記した「論文」だとすれば、オナラは「まえがき」や「概要」のようなものです。

オナラに含まれるガスの成分は人によってさまざまですが、腸内に悪玉菌が少ない場合は、窒素《ちっそ》、二酸化炭素、水素、メタンガスなどが大半を占めています。これらはいずれも「不活性ガス」と呼ばれており、臭いはほとんどありません。

しかし悪玉菌が多い腸内では、アンモニア、硫化水素、スカトール、インドール、フェノール、メチルメルカプタンなど、悪臭を放つ物質が作られます。たとえば硫化水素は温泉によくある卵が腐ったような臭い、フェノールは消毒液の「クレゾール」の臭い、メチルメルカプタンは玉ねぎが腐った臭い。どれもあまり歓迎したくない臭いですが、これがオナラや大便を臭くするのです。

こうした臭いを嗅ぐのは誰にとってもイヤなものです（私だって嗅がずに済むならそれ

に越したことはありません）が、それだけならちょっと我慢すればよいだけの話でしょう。消臭剤を使えば、トイレの悪臭はそれなりにやわらげることができます。

しかし問題は、臭いそのものではありません。オナラや大便が臭いのは、腸内の環境が悪くなっていることを伝えるサインです。したがって、出てきた臭いに鼻をつまむだけでは、何も解決しません。善玉菌と悪玉菌のバランスを改善するためには、判断材料としての「臭い」とも正面から向き合う必要があるのです。

ところで、これは余談になりますが、オナラを我慢するとどうなるかご存知でしょうか？　とくに女性の場合、人前では我慢することが多いと思いますが、出るのを食い止めたからといって、その腸内ガスが消えてなくなるわけではありません。

もちろん、我慢したあとにトイレに行けば、ガスは大便といっしょに排泄されます。でも便秘がちな人だと、それもない可能性がある。その場合、排泄されなかった腸内ガスは大腸の毛細血管から吸収されて、血液の中に混入します。そのまま体内をかけめぐり、最終的には肺から呼気といっしょに出てくるのです。

つまり、口からオナラが出る。

もちろん「ブーッ」と音を立てるわけではありませんし、すでに血液の中で薄まっているので、オナラと同じ臭いがするわけでもありません。でも、最後は口から出てくると思うと、オナラを我慢するのも考えものでしょう。悪いガスがおなかに溜まると腸内環境がますます悪化し、体調も崩しやすくなります。

オナラはコミカルなので、他人の「ブー」を聞くとつい笑ってしまうのもわからなくはありません。しかし大便と同様、オナラも誰もが平等にすることです。過剰な我慢を強《し》いる風潮は、健康によくありません。クラシックのコンサートやお葬式など、たしかに我慢したほうがよい場面もあるでしょうが、咳やクシャミと同じ程度には平気でオナラのできる世の中であってほしいと思います。

腸内で優勢なほうになびく「日和見菌」

話を腸内細菌に戻しましょう。

健康な人の大便を調べると、乳酸菌やビフィズス菌などの善玉菌が、腸内細菌全体の10～30％を占めています。それに対して、便秘症など体調不良を抱えている人は善玉菌の割合が少なく、悪玉菌が増えています。ただし、ウェルシュ菌やフラジリス菌などが30～40％も占めることはありません。「善玉菌党」や「悪玉菌党」が、腸内環境という「国会」

で単独過半数を占めることはないのです。

そこで大きな役割を果たすのが、「日和見菌」にほかなりません。腸内細菌全体のうち、およそ70％はこれが占めていると考えていいでしょう。この一大勢力には、常に「勝ち馬に乗る」性質があります。そのときどきの風向き次第で、日和見菌が善玉菌や悪玉菌と「連立政権」を作ることで、大腸の中で発酵や腐敗が起きやすい状態になるのです。

その日和見菌の中でもっとも有名なのは、大腸菌でしょう。

大腸菌にもさまざまな種類があり、たとえばO－157（腸管出血性大腸菌）のようにもともと病原性を持つものもありますが、ほとんどの大腸菌は「性善」でも「性悪」でもありません。善玉菌が優勢な腸内では何も悪さをしませんが、悪玉菌が優勢になると、そちらになびいて腐敗の手助けをするのです。

非病原性の大腸菌は、腸の内容物1グラムあたり1000万個から1億個ぐらいいると考えられます。ただし、腸内細菌の代表選手のような名前はついているものの、大腸菌がいちばん多いわけではありません。数字を聞くと多いと感じるでしょうが、たとえばビフィズス菌は1グラムあたり100億個から1000億個もいます。人口が1億人いれば「大国」といえますが、細菌の数は人間とはケタ違いですから、1億個いてもメジャーな存在ではないのです。

腸内の常在菌でもっとも大きな勢力を誇るのは、バクテロイデスという非病原性の日和見菌。この属だけで、全体の40％以上を占めています。それ以外にも、ユーバクテリウム、ルミノコッカス、クロストリジウムといった日和見菌がいますが、その機能や種類などはまだ十分には解明されていません。

ところで、大腸菌は基本的に日和見ですが、動物にとって良い機能を持つ種類もあります。毒素を出す大腸菌がいる反面、その毒素を抑制する働きを持つ大腸菌もいる。たとえば牛はO-157の保菌動物ですが、それを抑制するために、有益な大腸菌を乳牛や肉牛に投与することも試みられています。

ここでひとつ、腸内細菌に関するキーワードを覚えていただきましょう。人間の健康に役立つ生きた微生物のことを「プロバイオティクス」といいます。馴染みにくい言葉ですが、本書でもこれから何度も出てくると思いますので、頭に入れておいてください。

当然ながら、乳酸菌やビフィズス菌などの善玉菌はプロバイオティクスの代表です。だから乳酸菌飲料をはじめとする健康食品にも使用されるわけですが、O-157を退治するために投入される大腸菌も、牛にとっては「プロバイオティクス」な機能があるといえるでしょう。前に、「善玉菌／悪玉菌」という分類は便宜的なものだと述べたとおり、ある細菌が動物にとって有益か有害かは、一概にいえないのです。

40日間、肉だけを食べる人体実験

以上、腸内細菌の全体像をおおまかにお話ししてきました。大腸を発生源とする病気を防ぐには、日和見菌が悪玉菌と「連立政権」をつくるのを食い止め、腐敗を起こしにくい環境に整える必要があります。そのためには、腸内で善玉菌が優勢になるように仕向けなければいけません。

では、どうすれば悪玉菌が減り、善玉菌が増えるのか。

それは、腸内細菌が何をエサにして増えるのかを考えれば明らかでしょう。腸内細菌は、はがれた腸の粘膜や大腸に送り込まれた食べカスを栄養源にしています。そして、善玉菌と悪玉菌では、食べる物が違います。乳酸菌やビフィズス菌は乳糖やブドウ糖を栄養とするのに対して、ウェルシュ菌をはじめとする悪玉菌は主にタンパク質を原料にして有害な物質を作り出します。

もちろん、タンパク質は私たちが体を作るのに欠かせない材料ですから、いくら悪玉菌を増やしたくないからといって、それを摂取しないわけにはいきません。食事はあくまでも自分の栄養にするのが目的であって、「腸内細菌の栄養」としか考えないのでは本末転倒です。

しかし健康のためには、できるだけ悪玉菌を増やさない食事を心がけることが必要でしょう。そして悪玉菌は、肉をたくさん食べる人の腸内に多いことがわかっています。

実は20年ほど前、私はそれを自ら「人体実験」してみました。同僚の研究者4人といっしょに、肉ばかり食べ続けると腸内環境がどうなるのかを検証したのです。

それを聞いて、数年前に話題になった『スーパーサイズ・ミー』という米国のドキュメンタリー映画を思い出した人もいるでしょう。マクドナルドのファストフードだけを30日間食べ続けると体がどうなるかを記録した作品です。

あの試みに多くの人が驚いたのでしょうが、私はとっくの昔に似たようなことをやっていたので、それほどビックリしませんでした。なにしろ私たちの実験は、あれより10日間も期間が長かったのです。

無謀な実験だと思われるかもしれませんが、真実を知りたければ、やはり論より証拠。だからといって、他人にそんな人体実験をさせるわけにはいきません。まだ30代半ばで若かったこともあって、私はどちらかというとワクワクしながらこの実験に取り組みました。ただし正直にいえば、そのワクワク感の裏には、私が大の「肉好き」だったこともあります。若い頃は肉料理に目がなく、友人からは「肉欲の辨野」とも呼ばれていました。

1日に食べた肉の量は、1・5キロ。朝食はハムやソーセージなどの加工肉を300～400グラム、昼食と夕食は500～700グラムのステーキです。ごはんやパンなどの穀物や野菜は一切口にしませんでした。100グラムあたり800円もするステーキ肉を使ったので、研究所の上司に「高すぎる！」と文句も言われましたが、安くて不味《まず》い肉では、40日間も続けられません。

実験前は黄色だった大便が真っ黒に

実験をスタートしてから数日間は、体調がそれまでよりもはるかに良くなったような気がしました。大胆な実験を始めたので気分が高揚していたせいもあるかもしれませんが、何となく、体の底から力が湧いてくるような感覚があります。

「やっぱり、肉をたくさん食べると元気になるんだな」――そんな軽口を叩きながら、上機嫌でバクバクとステーキを食べていました。

しかし続けているうちに、次第に体臭がきつくなってくるのがわかります。顔もギラギラと脂ぎってきました。どちらかというと、女性に嫌われそうな状態です。

もちろん、女性にモテなくなるだけなら、少なくとも健康上の問題はありません。しかし、やがて体重が増えたわけでもないのに体が重く感じられるようになり、常に気怠《けだる》い疲労感につきまとわれるようになりました。

体に悪い実験であることは、あらかじめ想定していなかったわけではありません。しかし実際にやってみると、「肉だけの毎日」は想像以上に過酷です。そのため日程の半分、20日目を迎えるまでに、私以外の3人は音を上げてリタイアしてしまいました。私だけは何とか最後までやり遂げましたが、最後はダウン寸前でした。

では、肝心の腸内環境はどう変化したでしょうか。

それを知るための情報源は、いうまでもなく大便です。実験を始める前の私は、黄色がかった大便をしていました。ところが肉ばかり食べていると、それが日を追うごとに黒ずんでいきます。そして実験を終える頃には、ほとんどコールタールと見分けがつかないような状態になってしまったのです。

劇的に変化したのは色だけではありません。黒ずむにつれて、臭いもきつくなりました。

肉や卵が腐ったような、猛烈な悪臭です。大便の臭いに慣れている私でさえ、トイレに入るのを躊躇するほどでした。腸内で激しい腐敗が起きていたのは明らかです。

大便の変化は、数値の上でもはっきりしていました。

実験前の私の大便はpH6・5の弱酸性で、これは腸内で乳酸菌やビフィズス菌が強い勢力を持っていることを示しています。これらの善玉菌は腸の内容物を発酵させる過程で酢酸や乳酸を作るので、腸内環境が酸性になります。ちなみに、母乳で育っている赤ん坊の大便は甘酸っぱい匂いがしますが、あれは腸内でビフィズス菌が活発に働いているため。酸性の度合いも大人より高く、強酸性（pH4・5〜5・5）になっています。

しかし40日間の実験後、私の大便は弱アルカリ性（pH7・5〜7・6）になっていました。これは、腸内で善玉菌の勢力が衰退し、悪玉菌が優勢になった証拠です。事実、腸内細菌の構成を調べてみると、実験前は全体の20％を占めていた善玉菌が15％に減少し、10％だった悪玉菌が18％にまで増加していました。パーセンテージ自体はそれほど大きな差ではありませんが、腸内環境を決める上で重要なのは「どちらが優勢か」です。少しでも悪玉菌の勢力が善玉菌を上回ると、日和見菌がそちらに加担して悪さを働く。それによって全体的に腐敗が進み、大便の色や臭いを変化させるのです。

腸内の出血でも大便の色は変わる

こうして私が自ら実証したとおり、食生活は腸内環境に大きな影響を与えます。その影響が目に見える（そして鼻で嗅げる）形で表れるのが、大便にほかなりません。一般の方は自分でpHや腸内細菌の構成を調べることはできないでしょうが、いま自分の腸内がどうなっているかを知るために、トイレでは大便をよく観察すべきでしょう。気づかぬうちに、食生活が偏ったものになっていることも少なくありません。

観察のポイントとしてとくに大切なのは、色調の変化です。

いちばん典型的な大便の色は、黄土色や茶色。これは、脂肪の分解・吸収に使われる胆《たん》汁《じゅう》による「色づけ」です。胆汁は肝臓で作られ、十二指腸で働くアルカリ性の液体。脂質の多いものを多く食べるほど胆汁も多く出るので、大便は褐色の度合いが高まります。その色調が濃いほど悪玉菌が繁殖しやすくなりますから、注意が必要でしょう。

一方、穀物、豆類、野菜類を多く食べると、pHが下がり（つまり酸性の度合いが高まり）、大便は黄色っぽくなります。牛や馬などの草食動物の糞を見たことがある人は「なるほど」と思うでしょう。粘り気が少なく、ポソポソとほぐれやすいのも、草食動物の糞の特徴です。人間は草食ではないので牛や馬と同じ大便にはなりませんが、イメージとしては、それが健康度の高い状態だと思っていいでしょう。

逆に、色調でいちばん警戒が必要なのは、黒色の大便です。実験後の私がそうだったように、肉を食べすぎると悪玉菌が増殖して腐敗が進み、大便は黒っぽくなります。

ただし肉食だけで黒くなるのは、当然ながら極端なケース。40日間も肉だけ食べ続ける人は、まずいません（肉好きの私でも、もう二度とやりたくありません）。そんなに肉を食べていないのに黒色の大便が出たとしたら、それは食生活のせいではなく、腸内での出血を疑ったほうがいいでしょう。胃や十二指腸などから出血している可能性があるので、医師の診断を受けるべきです。

また、肉眼で赤い血が確認できる血便が出た場合は、大腸から出血している可能性があります。これも医師の判断を仰がなければいけません。さらに、白っぽい大便も要注意。胆道閉塞《たんどうへいそく》などで胆汁の分泌量が減ると、大便が「着色」されずに白っぽくなることが知られています。

ところで、食べ物との関係でいえば、大便の「量」もチェックポイントのひとつ。大便は必ずしも「たくさん食べればたくさん出る」わけではありません。食生活に偏りがあれば、大便の量も変わります。たとえば食物繊維《しょくもつせんい》や炭水化物を多く摂取すると、大便は太く大きくなります。一方、栄養価の低いジャンクフードや菓子類ばかり食べ続けている人の大便は量が少なく、形も細くなる傾向があるのです。

腐敗臭は食生活に対する「イエローカード」

もうひとつの重要なチェックポイントは、大便の臭いです。先ほど、腸内に悪玉菌が多いと大便やオナラが悪臭を放つという話をしましたが、食べ物自体の臭いがそのまま大便に出てくることも珍しくありません。

たとえば以前、私の研究室でこんなことがありました。同僚の大便を1グラムもらって希釈液《きしやくえき》に入れてかき回すと、とても良い匂いがします。どう考えても、メロンの香りに間違いありません。

「おまえ、昨日メロンを食べただろう」と本人に聞くと、

「はい。妹が新宿の高野で買ってきたので。4分の1ほどいただきました」と言います。

でも、希釈液で薄めてもわかるほど強い匂いですから、そんなに少量だとは思えません。そこで私が「嘘つけ。丸ごと1個食べただろう」と問いただすと、本人は「え〜、どうしてわかるんですか」と苦笑いしていました。

　私の長い研究生活の中でも、あれほど良い香りのした大便はほかにありません。なにしろ、当時1個7000円もする高級品だったそうですから、大便から高級感が漂ったのも当然でしょう。

　もちろん、高級メロンを丸ごと食べるチャンスは滅多にないので、誰でもそんな香《かぐわ》しい大便を目指すべきだと言いたいわけではありません。でも、できるだけ「臭くない大便」を目指したほうが健康的なのはたしかです。

　たとえば野菜や果物中心の食生活を送っている人の大便は、あまり臭いません。腸内に善玉菌が多いので、腐敗臭がしないのです。

　ですからトイレで排便した後は、色や量だけでなく、大便の臭いにも注意することが大事。息を止めて臭いを嗅がず、さっさと水で流してしまう人も多いでしょうが、それでは自分の食生活を反省するチャンスを失うことになります。発酵臭か腐敗臭かを嗅ぎ分けて、後者であれば食生活に対する「イエローカード」だと受け止めてください。

　ちなみに古代中国や李氏朝鮮《りしちょうせん》時代までの朝鮮半島には、「嘗糞《しょうふん》」と呼ばれる文化があったといいます。人間の大便を嘗《な》めて、その味で健康状態を判断する。儒教の世界でも、子供が老いた親の健康管理のために大便を嘗めることが親孝行とされました。

近代的な診断技術が生まれる以前の話ですから、いまはそこまでやる必要はありません。しかし昔から、大便は健康のバロメーターとして重視されていたわけです。この人間の知恵は、現代人も大切にしたほうがいいでしょう。舌で味わうのはともかく、せめて目と鼻を使って大便をチェックする手間は惜しんではいけません。

不足する物質を補うために「食糞」をする動物も

これは余談ですが、私は研究中に誤って「嘗糞」をしてしまったことが何度かあります。希釈液を取り扱う作業に、ホールピペットを使っていたためです。

試験管に入れた液体サンプルを吸い上げるのに使う実験道具で、本来は必要な量のところで息を止めて指先でフタをするのですが、人間のやることですから、失敗はつきもの。うっかり吸いすぎて、口の中に入ってしまうことがあるのです。

しかも、ふつうは吸い口の部分に綿栓をして誤飲を防ぐのですが、自分のテクニックを過信していた私は、「まあ大丈夫だろう」とそれもつけずに吸っていました。

最悪だったのは、がん患者の大便を希釈した液体を吸ったとき。ちょっと嘗めた程度で病気になるようなものではありませんが、これは臭いが強烈なので参りました。現在は機械で吸い上げるピペットが開発されたのでそんな事故は起きませんが、あのときほど大便研究が「3K」であることを痛感したことはありません。

余談ついでに、もうひとつ。私の「嘗糞」は失敗ですが、動物の中には必要に迫られて積極的に「食糞」をするものがあります。

たとえばコアラは、わが子に自分の糞を食べさせる。儒教的な親孝行の嘗糞とは逆ですが、これは不足した物質を補うための行為です。

コアラが食べるユーカリの葉はタンニンが多く含まれており、これは毒性があるので、それを解毒してくれる細菌が腸内にないと食べられません。いわば「離乳食」として、子供に糞を食べさせるわけです。

コアラ以外にも、マウスのように繊維やミネラルを補うために食糞をする動物は少なくありません。動物にとって大便は、必ずしも「再吸収してはいけないもの」ではないということです。

実は人間の世界でも、大便を体に戻すことで病気を治療する試みがありました。とはいえ、口から食べるのではありません。かつてフランスで、血便の出た潰瘍性《かいようせい》大腸炎の患者に、健康な人の大便を肛門から入れたことがあるのです。

もちろん大便をそのまま入れるのではなく、水で希釈したものを注入するのですが、それによって血便を食い止め、寛解に持ち込んだケースも報告されました。1970年代のことですから、そんなに古い話ではありません。

おそらく、健康な人の大便に含まれている善玉菌が患者の腸内で増殖し、環境を改善したのでしょう。そんなことも起きるぐらい、細菌は腸内で大きな影響力を持っているのです。

第2章 腸高齢化社会ニッポン

——便秘はなぜよくないのか

年齢に応じて腸内環境は変化する

前章では、人間の腸内環境が善玉菌と悪玉菌のバランス次第で大きく変わることについてお話ししました。しかし私たちの腸内環境を変えるのは、それだけではありません。赤ん坊が成長して大人になり、やがて老いていくにつれて体が変化するのと同様、腸内環境も「年齢」によって変化します。したがって排泄される大便も、それぞれの年代で違いがあるわけです。

その意味で、人間には実年齢に見合った「腸年齢」があると考えてもいいでしょう。

生まれる前の胎児が無菌状態であることは、すでにお話ししました。腸内にも表皮にも、細菌はいません。生まれるときに、母親の産道や皮膚、あるいは周辺の環境などから多種多様な細菌を受け継ぎます。病院で生まれたなら、その病室の空気や看護師さんの手からも細菌をもらい受けるでしょう。

専門的にはこれを「汚染」と呼びますが、前述したとおり、それは決して悪いことではありません。このとき細菌に「汚染」されるからこそ、赤ん坊はこの世で生きていけるようになるのです。

生後１日の大便は「胎便《たいべん》」と呼ばれる緑色がかった便で、それはすでに大腸菌や悪玉菌のクロストリジウムなどに汚染されています。善玉菌は、まだいません。

それが腸内に棲息するようになるのは、授乳を始めてから。母乳であれ粉ミルクであれ、赤ん坊が口にする乳にはラクトース（乳糖）が含まれているので、それをエサとするビフィズス菌が一気に増殖するのです。栄養源は乳だけですから、この時期の腸内は圧倒的に善玉菌が優勢となります。

このまま善玉菌の優位が定着すればいいのですが、そういうわけにはいきません。やがて「離乳期」が訪れ、食生活が激変します。いや、そこから人間としての食生活が「始まる」といったほうがいいでしょう。

この授乳期から離乳期にかけた時期に問題になるのは、アトピー性皮膚炎です。一般的には、２歳になるまでの乳児期に発症しなければアトピー性皮膚炎になりにくいといわれており、そのためには悪玉菌を増やさないことが重要。とくに、生後６ヶ月までに腸内でビフィズス菌が優勢になっていると、アレルギー症状が出にくいとされています。

授乳期は乳だけなので、基本的にはビフィズス菌が増えやすいのですが、母親から悪玉菌を受け継ぐ赤ん坊も少なくありません。これは、アトピー性皮膚炎の引き金になる可能性が大きいといえるでしょう。実際、出産の6週間前から母親に有用な乳酸菌を与え、誕生した乳児にも同じ乳酸菌を生後6ヶ月まで与えると、アレルギー症状が出にくいといわれています。

悪玉菌が増えるのは一種の老化現象

さて、離乳期以降にさまざまな食べ物を口にするようになると、腸内細菌の種類は飛躍的に増加します。人の食生活にはいろいろなスタイルがあるので、腸内細菌の構成も人それぞれ。成長期から成人期にかけて、私たちは食生活を通じて独自の腸内環境を作り上げていくわけです。

ここで善玉菌が優勢な腸内環境を作らなければいけないことは、いうまでもありません。ある程度まで悪玉菌や日和見菌が住み着くのは避けられないので、乳幼児のようなビフィズス菌だらけの腸にはなりませんが、この時期に悪玉菌が優勢になると、将来的に病気のリスクを高めてしまいます。

なぜなら一般的な傾向として、年齢を重ねるにつれて善玉菌の勢力は弱まり、悪玉菌の量は増えていくからです。

加齢によって悪玉菌が増えるのは、一種の老化現象といっていいでしょう。歳《とし》を取れば、腸の働きはどうしても弱くなります。腸管運動が低下し、さまざまな分泌物も変化します。それによって悪玉菌がのさばるようになり、腸内環境の腐敗が進行します。すると、腐敗によって生じた毒素が体内に再吸収され、それによって腸の働きがさらに悪くなる……という悪循環に陥ってしまうのです。

そのためお年寄りの大便はひょろひょろと細長く、ツンと鼻をつくような臭いがするのが特徴。トイレに行っても残便感があり、いつもスッキリしない気持ちを抱えてしまうのも、腸の老化が原因です。

これは、歳を取れば誰でも老眼になり、耳も次第に遠くなっていくのと同じこと。決して歓迎したいことではありませんが、こうした変化が起きるのはやむを得ません。

しかし同じ高齢者でも、腸内環境には個人差があるのも事実。人より腸が若い人もいれば、そうでない人もいます。

その差は、若いころの腸内環境の違いによるものです。

「腸年齢」を若く保ちたければ、成長期から成人期にかけて、できるだけ善玉菌を増やしておかなければいけません。その時期に善玉菌が悪玉菌を圧倒していれば、やがて歳を取って悪玉菌が増えたとしても、その悪影響を低く抑えることができます。いわば、若いうちに善玉菌を「貯菌」しておくようなもの。それができていた人ほど、歳を取っても比較的「若い腸」でいられるのです。

ところが、いまの日本人の腸内環境は、そんな「老後の備え」があまりできていません。実年齢は若いのに、「腸年齢」だけが老化している人が増えているのです。これでは将来のリスクが高まるどころか、若くして高齢者と同じようなリスクを抱えることになってしまいます。

20代の腸年齢は平均45・7歳！

日本人の実年齢と腸年齢のあいだにギャップがあることがわかったのは、以前、あるテレビ番組の企画を通じて提供された76人（20代〜40代）の大便を調べたときのことでした。

先ほどお年寄りの大便の特徴を述べたように、「腸年齢」は大便の色や形などにも表れます。それを鑑定したところ、20代では腸年齢が倍以上（つまり40代〜50代）の人が珍しくないことがわかりました。

中には、実年齢が25歳であるにもかかわらず、腸年齢が74歳と判定された「腸高齢者」

もいます。各年代での腸年齢の平均は、次のとおりでした。

・実年齢20代……腸年齢45・7歳
・実年齢30代……腸年齢51・3歳
・実年齢40代……腸年齢54・2歳

また、大便に含まれるビフィズス菌の割合を調べたところ、腸年齢30代と40代はおよそ12％、腸年齢50代と60代はおよそ9％、腸年齢70代はおよそ4・5％と、腸の老化が進むほど減ることがわかりました。善玉菌が少ない分、腸年齢の高い人の腸内環境は悪玉菌が優勢になっているわけです。

その原因は、やはり食生活でしょう。

いまの日本人は、若い人ほど動物性脂肪の多い食事を好む傾向があります。実年齢の2倍も3倍も腸が老け込んでいる人は、ファストフードやスナック菓子ばかり食べているのかもしれません。

いまの話を知って、自分の腸年齢が気になった人も多いと思います。これは本来、大便を検査して腸内細菌の構成などを調べなければわかりません。しかし、おおまかな傾向なら、食事をはじめとする生活習慣から見当をつけることができます。

そこで私は、誰でも自分の腸年齢を点検できるよう、24項目からなる「腸年齢チェッカー」を作りました。試しにあなたも、自分が何項目に当てはまるかチェックしてみてください。

その1：生活習慣編

□　トイレの時間は決まっていない
□　タバコをよく吸う
□　肌荒れや吹き出物が悩みのたね
□　運動不足が気になる
□　オナラが臭い、臭いと言われる
□　顔色が悪く、老けて見える
□　ストレスをいつも感じる
□　寝つきが悪く、寝不足

その2：食事編

□ 朝食は食べないことが多い
□ 朝はいつも忙しい
□ 食事の時間は気にしていない
□ 外食は週4回以上
□ 野菜不足だと感じる
□ 肉が大好き
□ 牛乳や乳製品が苦手だ
□ いつもアルコールを多飲する

その3：トイレ編

□ 息まないと便が出ないことが多い
□ 排便後も便が残っている気がする
□ 便が硬くて出にくい

□ コロコロした便が出る
□ ときどき便がゆるくなる
□ 便の色が黒っぽい
□ 出た便が便器の底に沈みがち
□ 便が臭い、臭いと言われる

さて、あなたはいくつ当てはまったでしょうか？　チェック数ごとの「腸年齢判定」は、以下のとおりです。

・3個以下……腸年齢＝実年齢
・4～9個……腸年齢＝実年齢＋10歳
・10～14個……腸年齢＝実年齢＋20歳
・15個以上……腸年齢＝実年齢＋30歳

これは、あくまでもおおまかな目安ですから、たとえば30歳の人が12個の項目に当てはまったからといって、その腸年齢が本当に50歳のレベルまで老化しているかどうかはわかりません。

でも、その可能性があることを知ってショックを受けることは、本人にとって決して悪いことではないでしょう。若い人はいまからでも腸年齢の若返りを図ることができるのですから、これを生活習慣を見直すきっかけにすればいいのです。

若い女性の驚くべき「腸高齢化」

先ほどの調査結果を見てもわかるとおり、いまの日本では、若い世代ほど実年齢と腸年齢のギャップが大きくなっています。したがって、日本人全体の「腸の平均年齢」もどんどん上がっているに違いありません。私たちの社会は、平均寿命が延びたことで「超高齢化社会」になるだけでなく、若者の腸が老化することによって、「腸高齢化社会」の時代を迎えてしまったのです。

さて、そんな日本人の中でも、とくに「腸高齢化」が深刻な人たちがいます。それは、若い女性たちです。

2007年、ヤクルト本社が先ほどのチェックリストを使って、東京と大阪に住む女性

600人にアンケート調査を実施したときも、60%を超える人たちの腸が実年齢よりも老化していることがわかりました。

私も、研究を通じて若い女性の大便に驚かされたことがあります。

テレビや雑誌で私のことを知り、「自分の大便を調べてもらいたい」という人は少なくありません。その大便も、そんな女性から宅配便で送り届けられたものでした。

まず私を驚かせたのは、その臭いです。

厳重に包装された容器を開けた瞬間、どう形容していいかわからないほど強烈な悪臭が鼻をつきました。見ると石のようにカチンカチンに固まっており、いくつもの層をなしています。ひどい便秘のために腸内に長く留《とど》まり、古いものから新しいものまで「地層」のように重なったのでしょう。

検査結果も、驚くべきものでした。

通常、大便には水分が80%ほど含まれており、かなりひどい便秘の人でも70%は水分です。ところがその大便は、なんと60%しか水分を含んでいません。

さらに、そこには善玉菌が検出されにくく、悪玉菌が超優勢な割合で住み着いていることもわかりました。世界中の誰よりも多くの大便を見てきたと自負する私でさえ、初めてお目にかかるタイプの大便です。

この大便の送り主は、ひとり暮らしをしている20歳の女性でした。一体どんな食生活をすると、このような大便になるのでしょうか。

聞いてみると、生活スタイルはきわめて不規則で、まともな「食事」はほとんどしていません。おなかが空《す》いたら、買い置きしてあるお菓子を口にするだけ。それをペットボトルのジュースで流し込んでいるそうです。

これでは、ひどい便秘になるのも当然でしょう。大便が出ないどころか、そもそも便意をほとんど感じないとのことでした。

しかし私には、これがそんなに特別なケースだとは思えません。あそこまで異様な大便はなかなか見られませんが、若い女性に「臭くて硬い大便」が多いのは事実です。それを目《ま》の当たりにすると、いま若い女性の腸内環境に劇的な変化が起きているように思えてなりません。

女性はなぜ便秘になりやすいのか

その最大の原因は、便秘でしょう。便秘とはお通じが3日以上かかることを言います。

ある調査では、日本人女性の48%が便秘で悩んでいるとの結果も出ました。おおむね2人に1人が、正常な便通を得られていないのです。その中で、とくに20代の女性の2人に1人（50%）が便秘です。多すぎて便秘を病気だと思ってすらいないのが現状です。

もちろん便秘の症状にも軽いものから重いものまでありますが、その調査では「悩んでいる」と回答した人たちの6〜7割が重度の便秘。その中には、10年以上も便秘に苦しんでいる人もいました。1週間に1度しか便通のない人も珍しくありません。

もともと女性は、男性に比べると便秘になりやすいものです。逆に男性は、下痢で悩む人が多いのです。男性はストレスに弱い生き物のようで、神経性の過敏性腸症候群《かびんせいちょうしょうこうぐん》による下痢に苦しむ人が女性よりも多いのです。

では、女性にはなぜ便秘が多いのでしょう。「そういう体質だからしょうがない」と諦めている人が多いのですが、実はそうではありません。たしかに、ホルモンバランスの関係で便秘になりやすい面もあるのですが、女性が便秘になるいちばん大きな要因は、定期的に排便をする習慣がないことだと考えられます。

「定期的に出ないから困っているのに」と反論したくなる人もいるでしょう。しかし実際は「便秘だから定期的に出ない」のではなく、「定期的に出さないから便秘になる」ケースがきわめて多いのです。

大便は、便意をもよおしたときに出すのがいちばんです。ただし、排便をうながす直腸の蠕動《ぜんどう》運動は、1日に1～2回程度しか起こりません。その蠕動運動が起きたときに私たちは便意を感じるのですが、そこでいつも我慢をしていると、直腸が便意を伝えなくなってしまいます。

便意がないのでは、定期的に排便することもできません。その結果、大便が腸内にどんどん溜まり、便秘になってしまうのです。

そして女性は、男性よりも大便を我慢しがちです。

便意をもよおすタイミングは人それぞれですが、たとえば朝の場合、女性は何かと忙しい。働いている女性は出勤前の身支度に男性よりも時間がかかりますし、専業主婦なら家族の世話に追われて、ゆっくりトイレに入る時間がありません。そのため、せっかく便意が訪れても我慢してしまうことが多いのです。

また、会社や学校などで過ごしている時間帯も、羞恥心が邪魔をして、長くトイレに入るのをためらう女性は少なくないでしょう。そうやって排便のタイミングを逃しているうちに、体が「ノー排便モード」に固定されるのです。

さらに女性の場合、ダイエットを気にするあまり、そもそも大便の材料になる食べ物をあまり口にしていない人が多いのが実情です。

男性はしばしば食べすぎておなかを壊すくらいなので、大便がたくさん出ます。しかし女性は、本格的なダイエットに取り組んでいなくても「なるべく食べる量を減らしたい」と思っている人が多いので、少食になりやすい。取り入れる材料が少なければ大便も少なくなり、出にくくなるのも当然です。

しかも女性の食事は「満腹になる」ことが主目的ではなく、「おいしいものを楽しむ」ために食べる側面が強いので、定食や丼物のようなごはん中心のメニューをあまり選びません。パン、パスタ、サラダなど大便の材料になりにくいものを好む女性が多いのです。先ほど紹介した「お菓子しか食べない20歳女性」などは、その極端な例だといえるでしょう。

下剤でまとめて出す「週末トイレ症候群」の人も

いまの女子中高生の生活スタイルを見ていると、今後ますます便秘の女性が増えるように思えてなりません。

たとえば、まだ体ができあがっていない年頃なのに、「ダイエット」と称して朝食も摂らずに登校するのは大いに問題です。また、真冬でもミニスカートで過ごすのが彼女たちのスタイルですが、あれも便通にはよくありません。体が冷えると、便意をもよおしにくくなるからです。

さらに、これは女子中高生にかぎったことではありませんが、運動不足も便秘をもたらす要因のひとつ。というのも、排便はそれなりに筋力がないとうまくいきません。出すときに「うん、うん」と力むのが「ウンチ」の語源だという説もあるぐらいです。

ところが、若いころに体を鍛えていない人は、腸腰筋《ちょうようきん》や腹筋が弱くなり、腸から大便を排出する力が出ません。たとえ食事で大便の材料をたくさん摂っていたとしても、それを出す力がなければ便秘になってしまいます。

いまや、平日はまったく排便をせず、土日に下剤を飲んでまとめて出す「週末トイレ症候群」になっている女性も少なくありません。1日に5回も6回も浣腸をしないと排便のできない深刻な便秘に陥る人もいます。こうした深刻な便秘は、腸年齢の老化が進んだ結果にほかなりません。

顔のシワや白髪など、女性は外見の老け込みには敏感です。いつまでたっても若く見られたいのは、永遠の女心でしょう。

しかし「腸が高齢化している」と言われたときは、「どうせ外からは見えない」と思って気にも留めないかもしれません。

そこで考えてほしいのは、腸の老化が外見にも影響を与えることです。

便秘の人は吹き出物ができやすく、顔色が黒ずんで、お肌のツヤが失われます。大便が腸内に溜まったままだと、悪玉菌が生み出す有害物資が体内に再吸収され、全身の血管をかけめぐるからです。それが皮膚に常在する細菌の活性を高めて、お肌を老化させる。まさに、便秘は美容の敵なのです。

美容に悪いだけではありません。便秘で腸内環境が腐敗しやすくなれば、さまざまな病気の原因にもなります。

2007年には、乳がんや肺がんを抜いて、大腸がんが女性のがん死のトップになりました。大腸がんについては後ほど別の章で詳述しますが、世界がん研究財団と米国のがん研究所の報告によれば、肉や加工肉の大量摂取、野菜不足、運動不足、アルコールの多飲などがそのリスクを高めるとされています。わが国の女性の場合、便秘も大腸がんのリスクを高める一因となっているのは間違いありません。

子供の便秘も心配

ところで、いまの日本では小学生ぐらいの子供にも便秘がよく見られます。4〜5日に1度、大便をちびちびと漏らしてしまう「遺糞症《いふんしょう》」も増えてきました。これは、便秘から来る症状です。子供の腸は大人ほど長くないので、溜め込まれた大便が漏れ出てしまうのです。

もちろん、子供の便秘は大人の女性ほど多くはありません。

2007年に首都圏の5つの小学校で実施した調査では、354人の児童のうち、約6割が「1日1回」排便をしていました。残りの4割はそれ以下かというと、そうではありません。「1日2回」の子が2割ほどいます。「2日に1回」「3日に2回」などの子供は、たった1割弱でした。

その調査では、日本トイレ協会が作成した「うんち日記」を使って、子供たちに7日間の大便についての記録も書かせています。大便の状態を「きらきらブリンス」「かちかちブリンス」「どろどろブリンス」「ひょろひょろブリンス」の4タイプに分類して、自分の大便がどれに当てはまるかを書いてもらうのです。

その結果、もっとも多いのは「きらきらプリンス」で、全体の69%を占めていました。ここで「きらきらプリンス」と名付けられたのはストーン、ストーンと出てくるバナナ状の固形便で、これは大人にとっても理想的な健康便です。それが約7割を占めていたのは、それなりに安心できる結果だったといえるでしょう。

とはいえ、油断はできません。

その次に多いのは、便秘との関係性が強い「かちかちプリンス」で、16%でした。小学生の大便にこれが2割近くも含まれているのは、いささか心配です。

このタイプの大便が出る人は、運動不足、野菜不足、肉の食べすぎなどの問題を抱えている可能性が高いので、便秘になりやすく、腸の老化も早いでしょう。2割の小学生がそんな生活習慣を持っているとなると、これからは社会の「腸高齢化」がますます進行してしまう恐れがあります。

したがって、腸の高齢化に歯止めをかけるためには、子供のうちから便秘にならないような教育を行うべきです。

直腸は伸び縮みするので大便を溜めることができるのですが、子供の場合、いったん便秘になると直腸が伸びきってしまい、よほど大きな便でなければ、そこに届いたことを感じにくくなります。すると便意をもよおさないので、ますます便秘になってしまうのです。

子供の便秘は長引かせてはいけない

子供の便秘を防ぐには、何よりもまず、トイレへ行くことのハードルを下げてあげることが必要でしょう。

子供は、自分の身を守るために、何か怖い経験をしたとき、大人よりも強い不安感を抱きます。そのため、たとえば排便のときに痛い思いをしたり、トイレに入っただけで友達にからかわれたりすると、「排便恐怖」にとりつかれてしまい、大便を我慢するようになるのです。

また、排便行為とは関係のないストレスも便秘の原因になります。腸の蠕動運動は交感神経と副交感神経の連携によって起こるので、精神的なストレスの影響を受けやすいのです。大人でも、休日にリラックスしているときのほうがスッキリと排便できる人はいるでしょう。

子供はより敏感ですから、強いストレス状態が続くと腸がうまく働きません。たとえば親が神経質でガミガミと小言ばかり言っていると、子供は便秘になりやすいと思ってください。

子供が便秘になってしまった場合は、とにかく溜めずに出すことが大事。溜まった便を出し、伸びてしまった直腸を元のサイズまで縮めないと、便意も回復しません。便秘の期間が長くなればなるほど、直腸が弾力性を取り戻すのに時間がかかります。

ですから、何日も出ないほどの便秘になったら、専門医の指導にしたがって、下剤や浣腸に頼ってでも排便させたほうがいいでしょう。ただし、薬でいったん便秘が解消したからといって、それだけで安心してはいけません。薬なしでも毎日きちんと排便できるように習慣化することが大切です。

そのためにも、排便は恥ずかしいことでも汚いことでも何でもなく、誰にとっても当たり前の行為だという感覚を広めたいと私は思います。

「ウンチは出していい。むしろ出さないほうが困りものだ」

そういう意識をみんなが持てば、子供はトイレに行きやすくなるでしょう。コソコソとウンチをするのではなく、トイレから教室に戻ったときに「あー、スッキリした！」と友達に報告できるぐらいのほうが健全です。

ですから家庭内でも、日常的に「ウンチの話」を平然とできる雰囲気を作ることが大事。

そういう雰囲気がないと、親が子供の排便状況をチェックすることもできません。

子供の便秘を防ぐには、最低でも2～3日に1回は排便しているかどうか確認するのが親の責任です。5日以上も便秘が続いているようなら、医療機関に相談しなければいけません。

また、たとえ毎日きちんと排便していたとしても、大便の状態によっては食生活などを見直す必要があります。

子供がトイレから出てきたら、バナナ形の「きらきらブリンス」だったのか、コロコロした「かちかちブリンス」だったのか、それとも「どろどろブリンス」や「ひょろひょろブリンス」だったのか、たまには聞いてみたほうがいいでしょう。日頃から親が自ら開けっぴろげに「ウンチの話」をしていれば、子供も当たり前のこととして、それを教えてくれるようになるはずです。

便器に腰掛けて政務に励んだルイ14世

先ほど、子供の便秘は薬を使ってでも解消すべきだといいました。しかしこれは、あくまでも緊急避難的な対処法です。薬なしでも排便できるようにならないと、根本的な解決にはなりません。

大人の便秘にも、同じことがいえます。便秘薬には即効性がありますが、常にそれに頼るのは感心しません。飲めば飲むほど、効かなくなるからです。

話はいささか脱線しますが、17〜18世紀に模範的な国王として活躍し、人々から「太陽王」と呼ばれたフランスのルイ14世は、いつも便器に腰掛けて排便しながら政務をとっていたことで知られています。

現代ではちょっと信じられないような話ですし、太陽王のイメージも台無しになるエピソードですが、常に下痢で苦しんでいたのですから、仕方がありません。下痢の原因は、主治医が「歯はあらゆる病気の感染源だ」というトンデモない考えの持ち主だったこと。そのため国王の歯をすべて抜いてしまい、食べ物を噛むことができなくなったルイ14世は消化不良を起こし、毎日下剤を飲まざるを得なかったのです。

1日に14〜18回もトイレに行ったとの記録が残っているほど悲惨な症状でしたが、国王という立場上、そのために政務を疎《おろそ》かにすることはできません。だから便器に座ったままでも仕事をしたわけで、その意味でも、やはりルイ14世は立派な人物だったといえるでしょう。

実際、そんなスタイルで仕事をしていても、彼は臣下から尊敬される国王でした。名門の軍人貴族であるルイ・ジョセフ・ヴァンドームという人物などは、ルイ14世の真似をして、下痢でもないのに便器に腰掛けて仕事をするのを喜びにしていたそうです。

しかし現代人は、いくら何でも便器に腰掛けたまま日常生活を送ることはできません。ルイ14世ほどひどい下痢にはならないとしても、やはり薬に頼りすぎるのは避けたほうがいいでしょう。

1日300グラムのヨーグルトで便秘を解消

便秘薬には、大きく分けて2つのタイプがあります。ひとつは、大腸が水分を吸収するのを阻害し、「下痢状態」を作ることで腸管の運動を活性化するもの。もうひとつは、運動不足や老化で蠕動運動が弱まり、大便を押し出す力の足りない人のために、腸管に刺激を与えるものです。

こうした薬は神経系統にも働くため、飲み続けると麻痺して効き目が減っていきます。そのため、より強い薬を飲まなければならず、結果的に腸管の運動がどんどん低下していくのです。これでは、いつまでたっても「便秘になりやすい体」のまま暮らしていかなければなりません。

したがって、便秘に苦しむ日々に別れを告げるには、やはり食生活の改善に取り組むべきです。便秘薬でその場しのぎを続けていても、悪玉菌優位の腸内環境を変えないかぎり、腸の老化にも歯止めがかかりません。

そこで、善玉菌を増やすのに有効なのがヨーグルトです。乳酸菌やビフィズス菌をそのまま摂取できるので、効率よく腸内環境を改善できるのです。

私は以前、下剤を使っても2週間に1度しか大便が出なかった女性たちに、ヨーグルトを毎日300グラムずつ食べさせたことがありました。薬を使ってもそれしか出ないのですから、かなりタチの悪い便秘です。

しかし、ヨーグルトの効果はてきめんでした。乳酸菌やビフィズス菌が作り出す乳酸や酢酸が腸を刺激して蠕動運動を活発にしたのでしょう。ほとんどの女性が、およそ1週間程度で、大便が出るようになったのです。実際、大便に含まれる細菌を調べてみると、それ以前よりも悪玉菌のクロストリジウムなどが減り、ビフィズス菌をはじめとする善玉菌が増えていました。

埼玉県の老人ホームでも、同じようなことを試みたことがあります。

便秘は、高齢者にとっても深刻な問題です。とくに寝たきりや認知症の人たちは、加齢による内臓の衰えもあって、便秘が習慣化しているケースが少なくありません。いったん便秘になると食欲不振になり、ますます大便が出にくくなるという悪循環に陥っている人も多いでしょう。

その老人ホームでは、自力で排便できない認知症の高齢者に、やむを得ず下剤を使っていました。ところが薬が効きすぎて下痢状態になり、1日に10回以上も排便してしまいます。便秘が解消すれば下痢をしてもいいというものではありません。

そこであるとき、下剤を使っている入居者に、1日250グラムのヨーグルトを20日間にわたって食べてもらいました。すると10人のうち6人は排便の回数が減り、その中の2人は半減。大便の状態も、通常の固形便にまではならないものの、下痢は全員が緩和したのです。

食物繊維が長寿の秘密

また、便秘や腸の老化を防ぐには、乳酸菌やビフィズス菌のエサとなる食物繊維の多い食事を心がけることも大切です。

現在の日本人は、昔に比べてその摂取量が大幅に減りました。ある調査によると、1947年には1日25グラム以上だった食物繊維の摂取量が、いまではおよそ12〜13グラムと半減しています。これも「腸高齢化社会」を招いた大きな要因のひとつでしょう。

70年代の終わり頃、私は当時「長寿村」として知られていた山梨県の棡原《ゆずりはら》地区で高齢の住民を対象に腸内細菌の解析を行ったことがありました。

この地域では米があまり採れないため、昔からイモ、麦、キビなどの雑穀、山菜、キノコ、こんにゃくといった食物繊維の多いものを食べていました。一般的な農村の日本人の平均の3〜4倍の食物繊維を摂取していたのです。

その棡原地区で、平均年齢82歳の高齢者18人から大便をもらって調べたところ、都市部の高齢者よりもビフィズス菌がとても多く、悪玉菌のウェルシュ菌は半分程度しか検出されませんでした。高齢であるにもかかわらず、実年齢よりも腸年齢が若かったのです。腸の若さが、この地区の長寿を支えていたとしか思えません。

もうひとつ、食物繊維のおかげで長寿だったと思われる地域があります。沖縄県です。「だった」と過去形で書きましたが、女性に関しては、現在も沖縄が長寿県であることは間違いありません。1975年以降、女性の平均寿命トップはずっと沖縄県です。

しかし男性のほうは、2000年の調査で4位から26位に急降下しました。一体なぜ、沖縄では男性だけが長寿でなくなったのでしょうか。

戦前までの沖縄は、イモ類が主食でした。副食は魚介類のほか、ゴーヤや大根などの野菜類、昆布、モズク、アオサなどの海藻が中心です。沖縄料理というと豚肉をよく使うイメージがありますが、そうなったのは戦後のこと。以前は、主食から副食まで、食物繊維を多く含むものをたくさん食べていました。

そんな沖縄の食生活が大きく変わったのは、戦後に駐留した米軍の影響です。

彼らが持ち込んだ肉中心の食文化は、一気に広まりました。そのシンボルともいえるのが、「スパム」という商品名で有名なランチョンミートの缶詰でしょう。いまではそれがゴーヤチャンプルに欠かせない食材となり、観光客向けのお土産ショップでも売られるようになりました。

1963年には、それまで日本になかったハンバーガー店も登場しました。その時代から食べ慣れているため、現在の沖縄では、いわゆる「ジャンクフード」を食べさせるファストフードの店に、60代以上の人々が当たり前に溶け込んでいます。若者が中心の東京や大阪のファストフード店とは、かなり異なる風景です。

また、戦後の沖縄では、牛肉が米国並みの安い値段で提供されました。缶詰やハンバーガーで肉の味を覚え、それが安く手に入るようになったのですから、食生活が激変したのも無理はありません。

戦争中にひもじい思いをした世代にとって、それは「憧れのご馳走」だったでしょう。当然、その下の世代にも「肉好き」は受け継がれます。その結果、いまの沖縄県は、たとえばフライドチキンの売上げが全国の3分の1を占めるほど「脂っこい食べ物が好きな県」になりました。そのおかげで、肥満も増えています。

長寿だった時代の沖縄は、食物繊維を多く摂っていた世代が平均寿命を引き上げていました。終戦後も、その世代がまだ大勢生きていたので、すぐには平均寿命が下がらなかったのです。

しかし戦後生まれが中高年になると、まず、脂肪の多い肉料理をたくさん食べる男性の平均寿命が下がりました。働き盛りの男性の死亡率は、全国でも最悪です。女性はまだ全国1位の平均寿命を維持していますが、その伸び率は鈍化しており、トップの座から陥落するのも時間の問題だといわれています。

食物繊維の摂取量が減ると大便も減る

沖縄の人々の健康が悪化したのは、肥満の増加と深く関わっているでしょう。肥満はさまざまな生活習慣病の原因ですから、それが増えれば間違いなく短命化が進みます。一方、腸内環境に着目した場合、食物繊維の不足が老化を早めているのもたしかです。

食物繊維の摂取量が減ると、大便の量は確実に少なくなります。小腸で消化・吸収されずに大腸に送り込まれる食べカスは、その大半が繊維質だからです。材料が少なければ、大便の量が減るのは当然でしょう。

40年ほど前のイギリスに、食物繊維の摂取量と大便の量の関係を調べた研究者がいました。D・P・バーキット博士という医学者です。彼が比較したのは、イギリスの白人女性とウガンダの黒人女性。イギリスの女性は肉中心の食生活で、主食は精白したパンです。一方、ウガンダの女性はタロイモやサツマイモなどが中心で、肉はあまり食べません。

食物繊維の摂取量が少ないイギリス人は、1日の大便量が100グラム程度でした。しかも食べた物がすぐには大便になりません。72〜96時間、つまり3〜4日間も体内に滞留してから排泄されます。

それに対して、ウガンダ人は1日に1キロ近い大便をしました。食べた物が体内に留まる時間は、16～24時間。早ければその日のうちに、遅くとも翌日にはスッキリと排泄されるのです。

両者のうち、どちらが便秘になりやすいかは、いうまでもないでしょう。食物繊維をたくさん摂取しているウガンダ人のほうが、腸の老化も遅いはずです。

これは国による食文化の違いですが、日本人は「昔」と「今」とでその両方を経験しました。戦後になって食物繊維の摂取量が減ったのは、沖縄の人たちだけではありません。沖縄は極端な形で変化しましたが、肉食の増加は日本全体に共通する傾向でしょう。実際、1960年代の日本人は1年間に1人あたり3キロ程度しか肉を食べていませんでしたが、現在は平均で45キロも食べています。肉を食べる量が15倍にもなれば、その分、野菜やイモ類など食物繊維の摂取量が減るのは自然の流れ。これが「腸高齢化社会」を招く要因になったのです。

いまの日本人は、1日平均およそ12・5グラムしか食物繊維を摂取していません。健康によいとされているのは1日25グラムですから、理想の半分しか食べていないわけです。毎日25グラムはなかなか難しいと思いますが、男性は1日19グラム、女性は1日17グラム以上は摂取したいところ。それぐらい摂取すれば、健康的な大便がたくさん出るようになるでしょう。

先ほど紹介したウガンダ人とまではいかなくとも、大便は毎日３００グラムぐらい出るのが理想的です。重さでいわれてもピンとこないでしょうが、これは20センチのバナナ状の大便３本分ぐらいの量。食物繊維は１本あたり６～７グラム含まれていますから、１日あたり12・５グラムでは足りません。

ここで、「いくら食べても大便になって出ていくだけでは、意味がないのでは？」と疑問を感じる人もいるでしょう。

しかし大便がたくさん出れば、有害物質もそれだけたくさん体外に排泄されます。とくに食物繊維は、ほかの食べカスよりも有害物質を効率よく吸着してくれるので、腸内環境への貢献度は大。おなかの中を「掃除」してくれる、頼もしい存在です。便秘を防ぎ、腸を若々しく保とうとするなら、これまでの食生活を見直し、食物繊維をたくさん摂ることを心がけるべきでしょう。

第3章

大腸は病気の発生源

大腸がんはいずれ日本人の死因ワースト1に？

腸は本来、私たちが生きるのに必要な栄養を食べ物から吸収するための臓器です。その意味では、「健康の発信源」ともいえるでしょう。体に良い物を食べれば、腸がそれを消化・吸収して全身に供給し、私たちを元気にしてくれるのです。

しかし、そういう腸の働きは、必ずしも人間にとって良いことばかりではありません。そこで吸収されるのは、健康に役立つものだけではないからです。

前章でも述べたとおり、便秘や「腸高齢化」によって腸内に有害な物質が溜まっていれば、それも腸壁を通して吸収されてしまいます。腸は「健康の発信源」であるからこそ、その役割が裏目に出れば「病気の発生源」にもなるわけです。

実際、大腸ほどそこから生じる病気の種類が多い臓器はありません。それは、私たち人間の腸内環境が一定ではなく、きわめて個人差が大きいことと関係しています。

腸内の善玉菌・悪玉菌・日和見菌の種類やバランスは十人十色なので、その組み合わせによって生じる有害物質や腐敗産物も多種多様。それが宿主の栄養、薬効、生理機能、老化、発がん、免疫、感染などにさまざまな影響を及ぼすため、病気の種類も多岐にわたるのです。

その中でもいちばん深刻な病気は、やはり大腸がんでしょう。本書の冒頭でもお話ししたように、私が獣医への道を捨てて人間の健康問題に取り組み始めたのも、最初は大腸がんと腸内細菌の研究からでした。

がんは、日本人の死因のトップです。

２００８年の人口動態統計（厚生労働省）によれば、死亡数の30％はがん。２位の心疾患（16％）や3位の脳血管疾患（11％）を大きく上回り、今後も増えることが予想されています。近い将来、日本人の２人に１人はがんで死ぬことになるかもしれません。

そのがんの中でも、大腸がんは顕著な増加傾向を見せています。

がんを部位別に見た場合、かつて日本では男女ともに胃がんが死因の1位でした。しかし十数年前から、胃がんは横ばい状態になっています。それと取って代わるように増えてきたのが、大腸がんです。

男性の1位は肺がん、２位は胃がんですが、２００９年に大腸がんが肝臓がんを抜いて3位に浮上。女性では、２００５年の時点で胃がんを抜いて1位となっています。このままいまの傾向が続けば、いずれ日本人の死因ワースト1になる可能性があるのです。

日米ともに昔は胃がんが多かった理由

ところで、昔は胃がんが多く、いまは大腸がんが増えている国は、日本だけではありません。アメリカでも、日本より先にその変化が起きています。そうなった原因は、食生活の変化と考えて間違いないでしょう。

アメリカは移民の国です。かつてその出身国は、ドイツ、アイルランド、イギリスが中心でした。19世紀末の時点で、アメリカ移民の8割近くはその3ヶ国の出身者が占めていたのです。

では、彼らに共通する食文化は何か。

それは、主食としてジャガイモをたくさん食べることです。イギリスとアイルランドは過去に何度も飢饉に苦しみ、肉は最高のご馳走でした。土地が痩せていて栽培できる作物もかぎられているので、ひたすらジャガイモを食べるしかありませんでした。肉は、塩漬けや燻製などの保存食です。ドイツも、ジャガイモとソーセージをよく食べる点で、似たような食生活といえるでしょう。

イモは食物繊維が多いので、腸内環境にとっては悪くありません。この食生活で問題なのは、塩分が多いことです。

これは、昔の日本ともよく似ています。玄米、野菜、海藻など食物繊維をたっぷり含むものを食べていた時代の日本人は、一方で、味噌、醬油、漬け物、塩辛など塩分の多い保存食を常食していました。日本もアメリカも胃がんが多かったのは、塩分の摂取量が多かったことが一因だと考えられます。

たとえば日本のなかでも、かつての長野県はとくに胃がんをはじめとするがん患者の多い県でした。長野といえば、昔から伝統的に塩を使う食材が多かった地域。事実、1979年に当時の厚生省が食塩の目標摂取量を「1日10グラム以下」と定めたとき、長野県民は1日15・9グラムも摂取していたのです。その時点での全国平均は、約13グラムでした。

胃がんだけでなく、高血圧による心疾患や脳疾患も多かった長野県は、その後、熱心な減塩運動に取り組みました。その結果、都道府県別の平均寿命が男性は全国1位、女性も5位にまで躍進したのです。

それと同じように、アメリカでもある時期を境に塩分の摂取量が減りました。1920年代のことです。

ただしこちらは、意図的に減塩を図ったわけではありません。きっかけは、第1次世界大戦後の特需景気による各家庭への冷蔵庫や冷凍庫の普及でした。それまでは肉を保存するために塩漬けや燻製にしていたのが、この文明の利器の登場によって、塩を使わずに保存できるようになったのです。こうして、それまでほかのがんに比べて高かったアメリカの胃がん発生率は減少し始めました。

「肉」「アルコール」「肥満」が大腸がんのリスク要因

その代わりに増加したのが、大腸がんです。

塩分摂取量が減ったことは健康のために歓迎すべきなのですが、残念ながら人の世は「あちらを立てれば、こちらが立たず」になるのが常。冷蔵庫や冷凍庫で保存し、いつでも好きなだけ食べられるようになったおかげで、アメリカ人は肉を大量に摂取するようになりました。

前に紹介した私の「人体実験」でも明らかになったとおり、過剰な肉食は腸内に悪玉菌をのさばらせます。それがさまざまな病気の引き金になるのですが、大腸がんに関していえば、とくに問題なのは動物性脂肪。これの摂取量が多いと、大腸がんのリスクが高まるのです。

2007年に世界がん研究基金と米国がん研究所が発表した『ザ・レポート』でも、大腸がんのリスクを確実に高める要因として「肉」「アルコール」「肥満」の3つが挙げられました。これは、がんと生活習慣に関する世界中の研究を踏まえて作成された報告書です。

もちろん、肉食やアルコールなどがただちに大腸がんを誘発するわけではありません。私は、こうした食生活やライフスタイルが長年にわたって腸内環境に悪影響を与え、それが大腸がんのリスクを高めるのだろうと考えています。


では、なぜ肉食が大腸がんのリスク要因になるのでしょう。

がんは、発がん物質だけでは発生しません。とくに大腸がんは2段階で発生すると考えられています。「発がん物質」（イニシエーター）があっても、細胞のがん化をうながす「発がん促進物質」（プロモーター）がなければ、大腸がんにはなりにくいのです。発がん物質が畑に蒔《ま》かれた「タネ」だとすれば、発がん促進物質は水や肥料のようなイメージだと思えばいいでしょう。


さて、動物性脂肪を摂取すると、それを分解するために胆汁が分泌されます。胆汁に含まれている胆汁酸が、脂肪を脂肪酸とグリセリンに分解し、それが肝臓に蓄えられて私たちのエネルギーになるのです。

そうやって脂肪がエネルギー源になるのはいいのですが、問題は、胆汁酸が回腸の末端から吸収されて肝臓に戻るときに、その一部が大腸に流出すること。そこでは腸内細菌が待ち構えており、胆汁酸を「2次胆汁酸」と呼ばれる物質に変質させます。

実はこの2次胆汁酸が、発がん促進物質としての性質を持っているのです。動物実験でも、2次胆汁酸と発がん物質を与えると、非常に短い期間で大腸がんが発生することが証明されました。

動物性脂肪を大量に摂取すれば、それを分解するために胆汁もたくさん分泌され、結果的に2次胆汁酸の量も増えます。しかも肉中心の食生活は腸内に悪玉菌を増やすので、腐敗が起こりやすくなり、発がん物質も作られます。胆汁酸を、発がん促進物質である2次胆汁酸に変換するのも、悪玉菌のクロストリジウムです。肉食が、大腸をがんのできやすい状態にしてしまうことは間違いありません。

日本人の肉消費量は50年前の15倍

2000年の調査によると、アメリカ人が1年間に食べる肉の量は、1人あたり平均125・7キロでした。1日におよそ350グラムほど食べている計算になります。実験で毎日1・5キロも食べていた私に言われたくはないかもしれませんが、大きめのステーキを毎日2枚と考えると、相当なものです。

しかもアメリカ人の場合、摂取する動物性脂肪はそれだけではありません。料理にはバターや生クリームを大量に使います。

また、サラダでいくらか野菜を食べるかと思えば、そこにはハムやチーズなどがトッピングされ、脂肪分の多いドレッシングもかかっている。さらにデザートも、乳脂肪の多いケーキやアイスクリームです。

こんな食生活が、アメリカにおける大腸がんの死亡率を増加させました。それを後ろから追いかけているのが日本であることは、いうまでもありません。

前章で紹介したとおり、日本人が年間に消費する肉の量は、1人あたり平均45キロ。アメリカ人の3分の1程度ですから、大したことはないと感じる人もいるでしょう。しかし50年前と比べて15倍にも増えているのは、やはり問題です。それにともない、動物性脂肪の摂取量も1960年代に比べて、現在では5倍増加しているのです。このペースで増えていけば、すぐにアメリカと同じレベルの「肉食大国」になるでしょう。

日本の場合、まだ食生活が欧米化していなかった時代に子供時代を過ごし、肉食をそれほど好まない世代がまだ生きています。それも含めての「平均45キロ」ですから、生まれたときから当たり前のようにハンバーガー店や宅配ピザなどがあった世代の平均消費量は、それよりはるかに多いはずです。

実際、若い人たちの食生活を見ていると、動物性脂肪への嗜好は間違いなく高まっています。

たとえば、おにぎり。昔は梅干し、シャケ、昆布など脂肪分の少ない具を入れていましたが、いまやコンビニのおにぎりには「ツナマヨ」や「明太マヨ」などのマヨネーズ系はもちろん、フライや肉などを詰め込んだものまであります。また、ただでさえ脂っこい牛丼やカレーにチーズをトッピングする人たちも増えました。

肉食というと男性に多いイメージがありますが、脂肪分に目がないのは女性も同じです。生クリームなどをふんだんに使った「スイーツ」は、サイズこそ小さいものの、脂肪分の塊のようなもの。これを何日も口にせずにいられる若い女性は、そう多くありません。どうも現在の日本人は、昔の日本人よりもたくさんの脂肪分を摂取しないと満足できなくなっているようです。

この食生活を改善しないかぎり、大腸がんの死亡率が増えることこそあれ、減ることはあり得ないでしょう。顔は日本人でも、腸の中はすっかりアメリカ人のようになっている人が多いのです。

ところで、動物性脂肪の摂りすぎが関係するがんは、大腸がんだけではありません。乳がんのリスクも、その摂取量と相関関係があります。しかも、その発生には腸内細菌が関わっていることもわかってきました。

大腸がんはともかく、乳がんが腸内細菌によって起こると聞くと、意外に思う人も多いでしょう。しかし、腸内細菌の中には（どの菌かはまだ特定されていませんが）エストロゲンという女性ホルモンを作り出すものがいます。

このエストロゲンの影響を受けて発生したり増殖したりするのが、乳がんです。その意味では、乳がんも大腸を「発生源」とする病気のひとつだといえるでしょう。

そして、エストロゲンを作る腸内細菌の代謝を活性化するのは、高脂肪、高タンパクの食生活にほかなりません。したがって、肉中心の食事を何年も続けていると、乳がんのリスクが高まるわけです。

発酵乳やシロタ株が大腸がんのリスクを下げる

アメリカでは、かつて大腸がんと発酵乳の関係について大規模な調査が行われました。

ウィスコンシン州で1981年から実施された調査では、約350人の大腸がん患者と約600人の非大腸がん患者を対象に、食事に発酵乳を取り入れているかどうかを調べています。

そこでは、35歳以上の対象者では、発酵乳を取り入れている人のほうが大腸がんリスクが低くなることが報告されました。カリフォルニア州ロサンゼルスで実施された調査でも、同じような結果が出ています。

さらに日本でも、1993年から2002年にかけて、約400人の大腸ポリープ患者を対象にした大規模な試験が行われました。厚生省（現厚生労働省）のプロジェクトとして、大阪府立成人病センターの石川秀樹医長らが実施した、大腸腫瘍発生予防の試験です。

この「大腸ポリープ」とは、大腸の内側にできた「おでき」のこと。良性のポリープは問題ありませんが、悪性ポリープは大腸がんになる可能性があるので、手術しなければいけません。

この試験では、ラクトバチルス・カゼイ・シロタ株を飲んだ患者のほうが、飲まなかった患者よりも、大腸腫瘍の発生が少ないという結果が出ました。腫瘍が発生した場合でも、飲んだ人のほうが悪性化する確率が低かったのです。

長い名前の細菌ですが、このラクトバチルス・カゼイ・シロタ株という言葉に、聞き覚えのある人もいるでしょう。これは、乳酸菌飲料のヤクルトに入っている善玉菌です。

日米の調査結果は、いずれも腸内の善玉菌に大腸がんの予防効果を期待できることを示していました。大腸がんの研究から腸内細菌の世界に入った私にとって、これはきわめて重要な話です。

私自身は、この分野の研究を始めてから20年近く、大腸がんを引き起こす菌を特定しようと努力してきました。たとえば胃がんには、ピロリ菌という細菌が関わっていることがわかっています。それと同じように、大腸がんにも原因となる菌がいるのではないかと考えたわけです。

しかし腸内細菌を分析する技術が進歩し（詳しくは次章でお話しします）、さまざまなことがわかってくるにつれて、考え方が変わりました。大腸がんはひとつの菌が引き起こすのではなく、腸内に悪玉菌のネットワークのようなものがはびこり、そこから生み出されたいろいろな有害物質が腸壁に作用することで起きるのではないか。そんなふうに考えるようになったのです。

悪玉菌が生み出す発がん物質や有害物質は、大腸がんの原因になるだけではありません。

腸壁から吸収されると、それは血流に乗って肝臓から全身にまわることがわかっています。要するに、全身に悪影響を及ぼす可能性があるのです。

乳酸菌が大腸がんリスクを下げる2つの理由

それでは、善玉菌はどのようにして大腸がんを防ぐのでしょう。

以前は、腸内で乳酸菌が乳酸を作り、それによって腸内が弱酸性になるため、悪玉菌の増殖が抑えられると考えられてきました。しかし先に紹介した日本の試験では、ちょっと興味深い結果が出ています。

というのも、乳酸菌の一種であるシロタ株を飲んだ患者のグループでは、腸内にもともといる乳酸菌が、飲まないグループの100倍以上に増えていました。それは当然なのですが、意外だったのは、彼らの大便は乳酸が増えておらず、その代わりに酪酸が増えていたことです。

乳酸菌は乳酸を作るのに、どうして出てくる大便では酪酸が増えているのでしょう。そこで考えられる仮説のひとつは、「乳酸をエサにする酪酸産生菌が増えた」というものです。乳酸菌が乳酸を増やし、その乳酸を食べた菌が酪酸を作ったとすれば、つじつまは合います。

もしそうだとすれば、酪酸こそが、大腸がん予防のカギを握っている可能性があるでしょう。酪酸が、発がん物質を作る悪玉菌ネットワークの活性化を抑えたり、がん化した細胞を殺したりしているのではないか――私はそう考えています。

酪酸は、たとえば腸内環境が悪化して下痢をしたときなどに、腸の粘膜を修復する役割を果たしてくれる物質です。また、この酪酸を作る酪酸産生菌はオリゴ糖も作るので、それをエサにするビフィズス菌を増やす働きがあります。腸内環境を良くする上で、きわめて有用な存在だといえるでしょう。

その酪酸産生菌は乳酸をエサにするのですから、乳酸菌は腸内に「善玉菌ネットワーク」を作るために欠かせません。それが、発がん物質や有害物質の増殖を抑えている可能性が高いのです。

一方で、乳酸菌が免疫の活性を高めている可能性も指摘されています。

第1章で説明したとおり、小腸は消化・吸収以外に、免疫機能を活性化させる役割を担っています。具体的には、体内に入った食べ物や細菌が「パイエル板」という免疫組織に取り込まれ、そこで免疫に関わる細胞のチェックを受けます。細菌のほとんどはそれ以前に胃液や胆汁液によって死にますが、それでも生き残ったものが、ここで防御されるのです。

ただし、そこでは乳酸菌も取り込まれて、白血球の一種であるマクロファージに食べられてしまいます。すると、そこからサイトカインというタンパク質が出てきます。これは、免疫情報を伝達する物質です。それが増えるので、乳酸菌を多く摂取すると免疫の活性が高まり、がんのリスクが低減すると考えられるわけです。

潰瘍性大腸炎

さて、大腸を発生源とする病気は、がん以外にもたくさんあります。ここからは、それについて説明していきましょう。

まずご紹介しておきたいのは、潰瘍性大腸炎。「胃潰瘍」は誰でも聞いたことがあるでしょうが、これはあまり知られていないかもしれません。大腸の粘膜にただれや潰瘍ができる病気で、１９７３年に当時の厚生省が特定疾患に指定して以降、患者が次第に増えています。

特定疾患とは、いわゆる「難病」のなかでも積極的に研究を進める必要がある疾患のこと。特定疾患治療研究事業の対象になると、その患者は医療費の自己負担分に公的な助成を受けることができます。

しかし潰瘍性大腸炎の場合、いまや患者数にして10万人以上であり、公的負担がかさんでいるので、いずれ特定疾患の指定を外されてしまうかもしれません。

この病気は15～20歳の若者に多く見られ、下痢、腹痛、粘血便などが長期間にわたって続くのが特徴です。あまりにも症状がひどい場合は、大腸を全摘出して人工肛門と取り替えなければなりません。悪化して大腸がんになるケースもあります。

原因は、大腸の上皮細胞の免疫異常と考える説が有力。

ただし発症にいたるプロセスは複合的で、遺伝的な要因のほか、腸内細菌も深く関わっていると考えられています。患者にビフィズス菌や乳酸菌を与えたところ、症状が改善・緩和したケースも報告されていますから、発症に悪玉菌が関与していることはまず間違いないでしょう。

たとえばバクテロイデス・ブルガータスという悪玉菌は、潰瘍性大腸炎の患者の腸内に多く見られます。また、強い酪酸を作って腸粘膜の細胞を死滅させるフソバクテリウム・バリウムや、発展途上国の乳幼児の下痢便からよく検出される腸管接着性大腸菌なども、この病気に関わっていると思われる悪玉菌です。

それらの悪玉菌が引き金を引いているとすれば、やはりこの病気も食生活の欧米化と相関関係があると考えなければいけません。大腸がんが増える社会では、潰瘍性大腸炎も増える可能性が高いわけです。

肉食中心の食生活に歯止めをかけ、善玉菌を多く含むヨーグルトや食物繊維を積極的に食べることが、その予防に役立つでしょう。

クローン病／薬剤性大腸炎／虚血性大腸炎

潰瘍性大腸炎のように、腸の粘膜に慢性の炎症や潰瘍を引き起こす病気のことを「炎症性腸疾患」と総称します。「クローン病」もそのひとつ。もっとも起こりやすいのは小腸ですが、口腔から肛門まで、消化管のどこにでも発症する可能性のある病気です。もちろん、大腸も例外ではありません。

症状は、腹痛、下痢、血便など、潰瘍性大腸炎と似ています。10代〜20代の若者に多いのも同じで、とくに男性に多く発症するのがクローン病の特徴といえるでしょう。中高年での発症はほとんどありません。日本の患者数は潰瘍性大腸炎より少ないものの、２万人を超えています。

こちらも厚生労働省が特定疾患に指定しており、原因は不明。

しかし、まだ証明はされていないものの、遺伝的な要因、細菌やウイルスによる感染、食事の成分が腸粘膜に異常反応を起こす、腸管の微小血管の血流障害……といったいくつもの説が唱えられています。

もし食事の成分が粘膜で異常反応を起こすのだとしたら、腸内細菌とも関わっている可能性はあるでしょう。

実際、腸内細菌のバランスが崩れたことで異常反応が起こるという指摘もあります。また、若年層での発症が多いことや、欧米先進国の患者数が圧倒的に多いことなどから、動物性脂肪やタンパク質の過剰摂取が関係しているのではないかという説も見逃せません。いま日本では年率７％程度で増えていることを見ても、食事の欧米化がクローン病のリスクを高めている可能性は高いと思います。

さらに、「薬剤性大腸炎」と「虚血性大腸炎」も炎症性腸疾患の仲間です。

薬剤性大腸炎は、その名のとおり薬剤が原因で発生する腸炎のこと。ただし、薬剤が直接的に大腸の粘膜にダメージを与えるのは稀《まれ》なケースで、大半は投与した薬剤によって腸内細菌が変化し、それによって障害が起こります。

もっとも多いのは、抗生物質に由来する大腸炎。長期間にわたって抗生物質を大量に投与すると、善玉菌が死んでしまい、クロストリジウム・ディフィシルという悪玉菌が異常に繁殖することがあります。これがエンテロトキシン（腸管毒素）やサイトトキシン（細胞毒素）などの有害物質を生み出して、この病気を誘発するのです。

薬剤性大腸炎のなかでも、これは「抗生物質起因性腸炎」あるいは「抗生物質関連性腸炎」と呼ばれており、「偽膜性大腸炎」もそのひとつ。死亡率の高い病気で、大腸の粘膜に黄色や緑色の膜のようなものがつくのが特徴です。軽症なら軟便ぐらいで済みますが、重症になると、激しい下痢、血便、腹痛、発熱などの症状が出ます。

もうひとつの虚血性大腸炎は、血管の障害によって、腸管の血のめぐりが悪くなることで起こる病気。かつて女子マラソンの高橋尚子選手がこの病気になったことがあるので、その名前に聞き覚えのある人も多いでしょう。彼女の場合は、流動食による栄養補給が大腸の機能低下を招き、それが病気の一因になったと考えられています。

症状は、腹痛や下血（肛門からの出血）など。重症になると腸管が壊死《えし》を起こすこともあり、早急な手術が必要です。

過敏性腸症候群

ここまでは、どちらかというと患者数の少ない病気を紹介してきました。増えているのはたしかですが、それほど身近にある病気ではないので、あまり強い危機感を抱かなかった人が多いだろうと思います。

そこでここからは、大腸で生じる病気のなかでも、よりポピュラーなものを取り上げていきます。馴染みのある疾患が腸内環境と関係していることを知れば、食事や生活習慣の改善に取り組む気持ちも強くなるにちがいありません。

読者のみなさんの中には、精神的なストレスによる下痢や便秘に悩まされている人がいるのではないでしょうか。腸そのものには何の疾患もないのに、たとえば通勤電車に乗ると便意をもよおしてトイレに行きたくなったり、何日も下痢が続いた後、ひどい便秘になったりするのです。

そんな症状のある人は、「過敏性腸症候群」の疑いがあります。精神的ストレスが原因で腸が過剰に収縮し、排便異常が起こる病気です。

かつては「過敏性大腸症候群」と呼ばれていましたが、小腸にも関係することから、過敏性腸症候群と呼ばれるようになりました。ＩＢＳ（Irritable Bowel Syndrome）という略称も広まっています。

欧米をはじめとする先進国に多い病気で、日本でも潜在的な患者が人口の10〜15％いるともいわれますから、もはや「国民病」のひとつといっても過言ではありません。

症状は「下痢型」（水のような下痢便が出る）、「便秘型」（出るときは下痢や軟便）、両者が交互に訪れる「混合型」の３タイプ。20代〜40代に多く、患者のおよそ半分は35歳以下の若い年代です。

原因は精神的ストレスですが、この症状が出る人の中には、肉好きや酒好きも少なくありません。もともと腸内に悪玉菌が多いところにストレスが加わり、ますます善玉菌が減って腸内環境が悪化するのでしょう。

そのため大腸の粘膜が傷ついて、痙攣《けいれん》を起こす。すると水分の吸収がうまくいかないので、腹痛や下痢が起きるのです。

したがって、ストレスそのものを軽減するだけでなく、食生活に気をつけて腸内環境を整える努力も必要です。現代人にとって、仕事や人間関係のストレスをなくすのはそう簡単ではありませんが、食生活の見直しは今日からすぐにでも始められるのです。

肥満と腸内細菌の因果関係

次に、もっと身近な病気の話をしましょう。高血圧や糖尿病をはじめとする、生活習慣病です。

かつては「成人病」と呼ばれたぐらいですから、このリスクとまったく無縁でいられる人はまずいません。もちろん、生活習慣病にならない人はいるでしょう。でも、それを予防する意識は、ほぼすべての人に必要です。

飲酒、喫煙、運動不足、不規則なライフスタイルなど、生活習慣病のリスクを高める要因はたくさんあります。

その中でも、もっとも警戒しなければいけないのは「肥満」でしょう。だからこそ、日本を含めた多くの先進国では、肥満防止が禁煙と並ぶ保健行政の重要課題となっています。数年前からは「メタボリックシンドローム」という言葉も広く知られるようになりました。

その肥満について、２００６年に発表されたある研究結果を紹介しましょう。イギリスの科学雑誌『ネイチャー』に掲載された、ワシントン大学の研究チームの論文です。

タイトルは「肥満に付随してみられるエネルギー回収能力の高い腸内細菌」。小難しい言葉遣いですが、要は肥満と腸内細菌の関係を調べた研究です。

研究チームは、肥満の人と痩せている人の腸内細菌の構成を調べました。

人間の腸内細菌の約90%はバクテロイデス類かファーミキューテス類のどちらかに属していますが、調査の結果、肥満の人は痩せている人よりもバクテロイデス類が少なく、ファーミキューテス類が多いことがわかりました。しかも、肥満の人を食事制限で減量させたところ、バクテロイデス類の細菌が増え、ファーミキューテス類が減少したといいます。

長年、腸内細菌の研究に携わってきた私でさえ、この報告には驚きました。腸内細菌の種類によって、人間が太ったり痩せたりするというのです。

研究チームは、それを裏付けるためにマウスを使った動物実験も行いました。肥満のマウスと痩せたマウスから腸内細菌を取り出し、それを無菌マウスに与えたのです。

その結果、肥満マウスの腸内細菌を与えた無菌マウスは、半分近くの47%が肥満になりました。それに対して、痩せたマウスの腸内細菌を与えた無菌マウスは27%しか肥満になりません。

両者のあいだに、1・75倍もの差が生じたのです。こうなると、腸内細菌と肥満のあいだに何らかの因果関係があると考えていいでしょう。

研究チームは、バクテロイデス類が減ってファーミキューテス類が増えると、食事からのエネルギー回収率がよくなるのだろうと推測しました。同じカロリーの食事をしても、エネルギー回収率が高い腸内細菌が多いほうが、太りやすいというわけです。

たしかに、太る度合いが必ずしも「食べる量」だけに比例しないことを、私たちは経験的に知っています。「少食なのに肥満」の人はいませんが、肥満の人と同じくらいたくさん食べるのに痩せている人は決して珍しくありません。その場合、外見的にはスリムでも内臓脂肪が溜まっているケースがあるので油断してはいけませんが、「たくさん食べても太りにくいタイプ」がいるのは事実です。

それが腸内細菌によって決まるのだとしたら、肥満の問題は解消に向かって大きく前進し、生活習慣病の予防にも大きく寄与するでしょう。

まだ研究は途上にありますが、私自身も数年前に、肥満と関係があるかもしれない細菌を発見しました。体重268キロもある肥満男性から提供された大便に、未知の腸内細菌が棲息していたのです。

肥満は、心臓疾患や脳疾患のリスクも高めます。もし肥満をコントロールする細菌があるとすれば、がんを含む「三大疾病《しっぺい》」がいずれも腸内環境と深く関わっていることになるわけです。

人間の健康を増進し、平均寿命をさらに延ばす上で、腸内細菌の研究はきわめて大きなカギを握っているといえるでしょう。

花粉症にはビフィズス菌入りヨーグルトをお試しあれ

第2章で、アトピー性皮膚炎の話をしたのを覚えているでしょうか。出産前の母親や新生児に乳酸菌を与えると、症状が出にくいという話です。

アトピー性皮膚炎の原因はまだ解明されていませんが、腸内環境とアレルギーに密接な関係があることはたしかでしょう。そもそもアレルギーとは、免疫機能の異常です。小腸が人間の免疫を活性化する臓器であり、大腸には「異物」である細菌が大量に存在することを考えれば、アレルギーの発症と腸内環境が無関係だとは思えません。

そして、現代の日本人を悩ませるアレルギーといえば、アトピー性皮膚炎と並んで深刻なのが「花粉症」です。

日本で最初の花粉症が報告されたのは、1960年のこと。これはブタクサによるもので、いま多くの人が苦しんでいるスギ花粉症は1964年に認知されました。半世紀前までは確認されていなかった花粉症が発生した背景には、食生活の欧米化、都市生活のストレス、戦後に植林したスギ林の荒廃などがあるといわれています。

実は私自身も、ひどい花粉症でした。「でした」と過去形で言ったのは、いまはほとんど問題がなくなったからです。

とはいえ、医者にかかったわけでも薬を飲んだわけでもありません。

私の花粉症が軽快に向かったのは、ビフィズス菌のおかげです。「ロングム菌ＢＢ536」というビフィズス菌の入ったヨーグルトを食べ続けたことで、花粉症に別れを告げることができました。

私だけではありません。テレビ番組で1000人を対象にした実験でも、ビフィズス菌入りヨーグルトに効果があるという結果が示されています。

では、なぜビフィズス菌の摂取が花粉症の症状軽減に効果があるのでしょうか。

人間の免疫を担当する細胞は、「Ｔ細胞」と呼ばれています。これにはアレルギーを抑制する「Ｔｈ1細胞」とアレルギーを促進する「Ｔｈ2細胞」の2種類があり、そのバランスが崩れてＴｈ2細胞が優勢になると、アレルギーを起こすのです。したがって、花粉症を抑えつけるには、Ｔｈ2細胞を減らさなければいけません。

そして、ビフィズス菌入りヨーグルトを食べ続けた花粉症患者は、Th2細胞が減り、Th1細胞とのバランスが回復しました。

そのため私は、花粉症とは「ビフィズス菌減少症」だと考えています。肥満と腸内細菌の関係と同様、これもさらなる研究が必要ですが、花粉症でお悩みの方はビフィズス菌入りヨーグルトを試してみるといいでしょう。

シロタ株がO-157を死滅させる

厚生労働省は2012年の7月から、飲食店が牛のレバーを生で提供することを禁止する通達を出しました。牛の肝臓からO-157が検出され、加熱する以外に除去方法がないからです。

この禁止措置には賛否両論ありましたが、O-157による食中毒が毎年のように発生し、犠牲者が出ていることはたしかです。この菌は牛の肝臓にだけいるわけではないので、レバ刺しが禁止になったからといって、食中毒がなくなるわけではありません。

とくに気をつけなければいけないのは、幼児や高齢者、病弱者などです。

たとえば1996年に大阪府の小学校で、給食が原因と見られるO-157の集団食中毒が発生しました。教職員やその家族なども被害に遭いましたが、溶血性尿毒症症候群（HUS）を発症した153名のうち、亡くなったのは女児3人でした。また、高齢者施設での集団食中毒も後を絶ちません。

食中毒の被害を防ぐには、レバ刺し禁止措置のように、O-157を口にしない手立てを講じることがまずは必要でしょう。しかし同じ食材からO-157を摂取しても、症状が軽く済む人もいれば、死亡にまでいたる人もいます。O-157を食事から完全にはシャットアウトできないことを考えると、間違って食べてしまっても軽症で済むような体を作ることも心がけなければいけません。

そして、O-157の食中毒で重症になり、死亡にまでいたってしまう人たちは、腸内環境が悪く、免疫力が低下しているという共通点があります。

ベロ毒素という赤痢菌と同一の有害物質を作るO-157は、わずか100個程度でも発症する強い感染力を持っています。75度で1分間以上の加熱をすると殺菌できるとされていますが、厳重に管理されているはずの給食施設でも感染が起きてしまうのが実状です。

ところが、そんなO-157を死滅させる細菌があります。O-157を試験管で増殖させ、そこにラクトバチルス・カゼイ・シロタ株という善玉菌を入れると、シロタ株が作る乳酸が培養液のpHを下げることによって、O-157が死んでしまうのです。

この効果は、動物実験でも確認されました。生まれたばかりのウサギにシロタ株の入ったミルクを飲ませると、O-157に感染したときの症状が、シロタ株なしのミルクを飲んだウサギよりも軽く、発生するベロ毒素も少なかったのです。

もちろん、そういう実験結果が出たからといって、「これさえ飲んでいれば大丈夫！」とまではいえません。しかし、日常的に善玉菌を摂取する習慣をつけたほうが、万が一のときのリスクが軽減されることはたしかなのです。

大便による精密な健康診断を

ここまで、さまざまな病気と腸内細菌の関係についてお話ししてきました。まさに大腸が「病気の発生源」であることがわかってもらえたと思います。

それがわかれば、「大便」の重要性も理解できるでしょう。何度も述べているように、大便は腸内の様子を知らせてくれる「お便り」です。病気と腸内細菌に深い関係があるならば、「病気と大便」もまた密接につながっている。だから、大便を調べることによって、その人の健康状態を推測することができるのです。

だとすれば、健康診断でも大便をもっと有効活用すべきでしょう。すでに「検便」は実施されていますが、腸内細菌の構成まで詳しく調べられるわけではありません。

昔の検便は、回虫などの寄生虫の有無を調べるのが目的でした。いまは潜血反応も調べており、大腸がんや潰瘍性大腸炎などの診断に使われていますが、腸からの「お便り」には、もっとたくさんの情報が書き込まれています。それを詳しく読み取る努力をすれば、社会全体の健康度はさらに高まるにちがいありません。

そこで私は、その人の腸内細菌のパターンから将来どんな病気になりやすいかを判定するためのデータベースを作っているところです。

それがあれば、健康診断で提供された大便を検査することでさまざまな病気のリスクがわかり、どんな腸内細菌を増やせば（あるいは減らせば）病気を予防できるかが明らかになるでしょう。その結果に基づいて、食生活や生活習慣に関するアドバイスもできるわけです。

たとえば、前述したとおり肥満と腸内細菌のあいだには何らかの相関関係があります。だとすれば、肥満が引き起こす糖尿病とも関係があるでしょう。

いまの日本には、潜在的な「予備軍」も含めて１２００万～１３００万人もの糖尿病患者がいるといわれます。この調子で食生活の欧米化が進行し、脂肪を過剰摂取する人や運動不足の人が増えれば、いずれ糖尿病の増加が大きな社会問題になりかねません。

それを食い止めるには、単に血糖値で診断するだけでなく、腸内環境を見てもっと早い段階から食生活に警告を発するシステムが必要です。腸内細菌の研究がさらに進めば、「検便」による健康診断はもっと多くの疾患に広がるでしょう。

たとえばアメリカには、自閉症と腸内細菌の関係に着目する研究グループもあります。その報告によれば、自閉症の子供の大便には、クロストリジウム・ボルターエという悪玉菌が、自閉症ではない子供の1000倍以上いたとのことです。

精神的なストレスや食事の偏りなどが腸内環境に悪影響を与えていることも考えられるので、それが自閉症の原因なのか結果なのかは定かではありません。しかし、そこに何らかの因果関係があるとすれば、自閉症に対する医療を前進させるヒントが得られる可能性があります。

そのほか、うつ病、認知症、アルツハイマー病など、腸内細菌との関係性が研究されているものはたくさんあります。

たとえば認知症の患者の大便には、ウェルシュ菌という悪玉菌が多いことがわかりました。この悪玉菌は健常な高齢者にも多く、それがお年寄りの大便を臭くしているのですが、認知症患者はこの菌が一般の高齢者より10～100倍も多いのです。

医食同源という言葉もあるように、医療と食事は切っても切れない関係にあります。食べたもので変化する腸内細菌や大便は、その「医」と「食」をつなぐ貴重な情報源だといえるでしょう。従来の検便とは違う大便診断は、それを人々の健康増進に活かす手段にほかなりません。

その技術を進歩させるには、腸内細菌研究のさらなる飛躍が求められます。腸にどんな細菌を住まわせれば人間は健康でいられるのか。それを詳細に明らかにするのが、私たち研究者の使命です。そこで次の章では、腸内細菌研究の最前線がどうなっているのかをお話しすることにしましょう。

第4章　腸内細菌研究の最前線

──現代医療のトップランナー

培養に成功した腸内細菌は全体の20%程度

地球上には、膨大な種類の細菌が棲息しています。十数年前までは、「10万種以上」といわれていました。

それでも十分に多いと思うでしょう。でも、いまは違います。発見する技術の進歩によって、「100万種以上」が定説となりました。一気に10倍にもなったのですから、技術の進歩とは恐るべきものです。

ただし、いくら技術が進歩したからといって、その100万種の正体がすべて明らかになったわけではありません。細菌学者の手で培養され、名前がつけられたものは、1万種ぐらいでしょう。

細菌は、実験室で培養して増やさなければ、その性質を研究できません。でも、それがなかなか難しい。そのため、100万種を超える細菌が存在することがわかっていても、私たちはその99%以上をきちんと把握できていないのです。

腸内細菌も、その事情は変わりません。

人間の腸内に棲息する細菌は1000種以上あることがわかっていますが、これまで培養に成功したのは、そのうちの20％程度。正体がわかっているのは200～250種ぐらいで、残りの750～800種は培養困難な未知の存在です。

しかし地球に棲んでいる微生物では全体の1％しか培養できていないのですから、それに比べれば腸内細菌の研究は非常に進んでいるといえるでしょう。何十年にもわたって、多くの研究者が培養の努力を重ねてきたからこそ、そこまで解明されたのです。

細菌の培養が難しいのは、ふつうの生物とは違う性質を持つものが多いからです。

なにしろ空気を嫌う細菌がいるのですから、一筋縄ではいきません。細菌には、生育に酸素を必要とする「好気性菌《こうきせいきん》」もいますが、腸内ではほんの数種程度。それ以外は「嫌気性菌《けんきせいきん》」です。

嫌気性菌にも2種類あり、「通性嫌気性菌《つうせい》」は酸素があってもなくても生きられます。乳酸菌や大腸菌はこれなので、比較的早い時期から培養ができました。

しかし通性嫌気性菌も、腸内では10種程度の少数派にすぎません。それ以外は、酸素があると生育できない「偏性嫌気性菌《へんせい》」です。空気に触れると死んでしまうのですから、培養が困難なのはおわかりになるでしょう。

培養する以前に、酸素があると死んでしまう菌は、見つけることも容易ではありません。

大便として出てきたときには「死骸」になっているからです。そのため昔は、それをすでに知られている細菌の死骸だと考えていました。

そんな腸内細菌の研究が大きく進展したのは、1950年代以降のアメリカでのことです。意外に思われるかもしれませんが、そのきっかけは宇宙開発でした。

もともと宇宙空間に細菌はいませんが、宇宙飛行士が出て行けば話は別です。彼らの健康管理は宇宙開発をする上で重大な問題ですから、腸内細菌のことも考えなければいけません。

NASAの報告によれば、宇宙飛行士の大便はストレスのために悪玉菌が増え、善玉菌が減っていました。大便は下痢状になることが多く、腸内ガスも通常よりたくさん発生するため、宇宙船内部の「環境汚染」を抑えるのも大きな課題だったのです。

そこでアメリカでは、宇宙空間で腸内細菌や腸内ガスをコントロールする研究に莫大な予算を投じました。それによって、酸素がない状態で嫌気性菌を取り扱う技術が発達し、新規な腸内細菌の発見につながっていきました。

それまでは大便の中で生きている細菌しか数えられなかったため、腸内細菌は乾燥糞便1グラムあたり1000万～1億個ぐらいだと思われていました。

しかし技術の発達によって嫌気性菌をカウントできるようになると、それが全体の100分の1か1000分の1でしかなかったことが明らかになります。1グラムあたりの個数は100億～1000億個。つまり腸内細菌の99％以上は偏性嫌気性菌であることがわかったのです。

培養の成功には「培地」の研究が不可欠

しかし、偏性嫌気性菌の培養は誰にでもできることではありません。酸素に触れないように菌を扱うのは、スピードとテクニックが要求されます。

そこで、やや専門的な話になりますが、研究者の苦労をリアルに感じてもらうために、その工程を紹介してみましょう。

1）嫌気性の希釈液9ミリリットルを入れた試験管に大便1グラムを入れ、10分の1倍濃度の水溶液にする。

2）専用の装置にセットして試験管を振動させ、大便を粉砕する。

3）ピペットで試験管から1ミリリットルのサンプル液を吸い上げ、9ミリリットルの水を加えて10分の1倍に薄める。この作業を10段階にわたってくり返し、濃度を1億分の1倍まで薄める（前述した「誤飲」が発生するのはこの工程です）。

4）希釈されたサンプル0・05ミリリットルを寒天培地《かんてんばいち》に塗り、37度で48時間、培養する。

こうして培養すると、寒天培地の上で何種類もの菌がそれぞれのコロニーを作ります。そこから菌を取り出して染色し、顕微鏡で形態を観察することで、それぞれの菌を同定（分類上の所属や種名を決定）するのです。

こうした培養を成功させるには、まず、菌がうまく生育する寒天培地の開発が必要です。1970年代以降の日本では、私の師匠にあたる光岡知足先生が15年かけて開発した13種類の寒天培地が活躍しました。

さらに光岡先生は、「プレート・イン・ボトル法」という新しい高度嫌気性菌培養装置も開発。これは、世界に誇る日本の技術です。

私が光岡先生の指導を受けながら腸内細菌の研究を始めたのは、こうした培養法の全盛期でした。ひたすらこの仕事に取り組んだ私は、5年間で4万5000個の菌株《きんかぶ》を培養し、そのうちの3万個を既存の菌種として同定しています。

しかし、そうやって精力的に仕事を続けながらも、頭の中にはある疑念がありました。というのも、実験室で取り扱う菌の中には、分離できてもすぐに死んでしまい、培養できないものがたくさんあるからです。

だとすると、自分が研究しているのは「培養可能な菌」だけであって、実は腸内細菌の全体像はもっと大きいのではないか――そんなふうに思えました。

90年代に入ると、そんな私の疑問が間違っていなかったことがわかりました。嫌気培養法が確立されたときは「これで腸内細菌の全貌が明らかになる」と思われましたが、高度な培養装置を用いてもその多様性を解析するには限界があることが判明したのです。

培養法から分子生物学的手法へ

その背景には、別の新しい技術の進展がありました。PCR（Polymerase Chain Reaction）法による検出など、分子生物学的な手法による腸内細菌の研究が始まったのです。

分子生物学とは、生命現象を細胞レベルで扱うのではなく、その細胞を構成する分子レベルで研究する分野のこと。細胞は生物の基本単位ですが、分子はその細胞を形作る基本単位です。

その分子生物学の手法によって、ヨーロッパの研究チームは大便から腸内細菌のDNAを取り出し、菌種パターンを解明しました。その結果、腸内細菌の中で培養可能なのは10〜25%しかなく、それ以外は培養困難(もしくは培養不可能)な菌だという衝撃的な事実が明らかになったのです。

これは私にとっても大きな転機となりました。

培養法は腸内細菌研究を大きく前進させましたが、そこに留まっていたのでは、全容を知ることはできません。漁業にたとえれば、培養法による菌の同定作業は沿岸漁業のようなものです。

しかし、そこで獲れる魚だけが、魚類のすべてではありません。その向こうには、培養法では手の届かない広大な漁場が存在します。新しい船でそこに乗り出さなければ、世界は広がりません。

それに、手間と時間がかかった培養法と比べると、分子生物学的な手法は大幅に作業が省力化できますし、熟練の「職人技」も不要です。腸内細菌のDNA配列を解析することで、多くの菌種を短時間でデータ化できるのですから、こちらに方向転換しない手はありません。

しかも私は1992年から、それに近い仕事をしていました。農林水産省先端技術研究所で、牛などの反芻《はんすう》動物の第1胃であるルーメンの共生微生物を遺伝子レベルで分析するチームのリーダー役を務めていたのです。

そこで身につけた分子生物学関連の知識と技術は、理化学研究所での腸内細菌研究にも大いに役立ちました。長年の努力で身につけた培養のテクニックが使えないのはいささか寂しい気もしましたが、およそ8割もの腸内細菌が扱えないのでは、培養法にこだわってはいられないでしょう。

それに、その多くは「培養困難」なのであって、決して「培養不可能」ではないと私は信じています。いまは培養できなくても、いずれ新しい技術が開発されれば、培養できる可能性がある。そのときは、また「職人技」の出番です。

ともあれ私は1997年頃から、分子生物学的な手法を使い、培養困難な腸内細菌の研究に取り組みました。

所属する理化学研究所では、「ターミナル-RFLP（Restriction Fragment Length

Polymorphism）法」という培養を介さない手法を用いて、腸内細菌解析法を確立しました。大便のサンプルに含まれる菌の構成や割合を調べ、わずか6時間でその人の「腸内細菌プロファイル」がデータ化できるようになっています。

腸内細菌データベースができれば「テーラーメイド医療」が可能に

分子生物学的な手法が導入されるまで、私たち研究者は生きた細菌しか分析の対象にできませんでした。だからこそ、空気に触れると死んでしまう嫌気性菌を培養する技術も苦労して開発したわけです。

しかしＤＮＡ解析は、死んだ細胞でも増幅できます。たった1個の遺伝子でも、ほんの1時間あれば、１００万倍に増やすことができるのです。

そのため、大便に含まれる腸内細菌の「死骸」から、それが腸内で生きていたときの状態を再現できるようにもなりました。だから、培養困難な細菌でも、ＤＮＡ解析を使えば識別することができるのです。

こうした研究手法の大転換によって、腸内細菌の全貌が次第に明らかになってきました。測定したＤＮＡの塩基パターンを系統的に分類することで、腸内細菌の種類の違いや数などがはっきりとわかるようになったのです。

いままでは、私たち一人ひとりの腸内細菌の構成が、まさに指紋のように違うこともわかってきました。そのデータを集積して、それぞれの健康状態と腸内環境の関連を分析すれば、非常に役に立つデータベースを作ることができるでしょう。

そうなれば、健康診断で提供してもらった大便から、腸内細菌の塩基パターンをグラフ化し、データベースと照合することができます。たとえば「グラフのこの部分にピークが出る人は大腸がんになりやすい」とか「こういうバランスの人は糖尿病のリスクが高い」などといった判定ができるわけです。

また、1年ごとに個人の腸内環境データを蓄積していけば、健康状態の変化に気づきやすくなるでしょう。

腸内細菌の構成に変化が見られれば、本人にはとりたてて病気などの自覚症状はなくても、食生活をはじめとするライフスタイルに何か変化があった可能性があります。それが健康に良くない変化であるなら、生活習慣をあらためることによって、体調の悪化を未然に防ぐことができるのです。

こうした健康診断が可能になれば、それは本当の意味での「予防医学」と呼べるのではないでしょうか。

個人のデータベースに、腸内環境の情報だけでなく、遺伝的な傾向までインプットすれば、将来のリスクに対する予見性はますます高まります。それに基づいて、食事内容などに関する個別の指導が行える。そんな「テーラーメイド医療」が、近い将来、実現する可能性があるのです。

ヨーグルトの普及をうながしたメチニコフの仮説

過去を振り返ってみれば、腸内細菌の研究はおよそ50年ごとに大きな変化を起こしてきました。

最初に研究者たちが腸内の微生物に注目したのは、1850年代のことです。しかし当時は、それが腸内でどんな働きをしているのか、誰も答えを見出《みいだ》せませんでした。

それから半世紀後、フランスのパスツール研究所で微生物の研究をしていたT・ティシエという小児科医が、母乳で育っている乳児の腸内に多く棲息する細菌を発見します。これは、ビフィドバクテリウム（ビフィズス菌）と名付けられました。

腸内細菌と健康の関連が注目されるようになったのは、この頃からです。

たとえばティシエと同じパスツール研究所に所属していたロシアの微生物学者イリヤ・メチニコフは、ヨーグルトをよく食べるコーカサス地方に長寿の高齢者が多いことから、「老化は腸内に有害な菌が発生するのが原因」という仮説を唱えました。ヨーグルトに含まれる細菌が有害な菌を抑えつけるので、コーカサス地方に長寿の人が多いと考えたのです。

しかしヨーグルトの菌は人の腸内に住みつかないことがわかり、メチニコフの仮説はいったん否定されました。とはいえ、ヨーグルトと長寿に因果関係がなかったわけではありません。のちの研究では、ヨーグルトを常食することで腸内細菌の構成が変化し、免疫力が高まることがわかっています。

それ以降、ヨーグルトはヨーロッパ全体に広まりました。メチニコフは、ヨーグルトの普及に大きく寄与したといえるでしょう。

ちなみに日本にも、メチニコフの影響は及んでいます。

彼がその仮説を唱えた『不老長寿論』の翻訳書は、1912年に大隈重信《おおくましげのぶ》によって出版されました。その内容に影響を受けて7年後に誕生した飲み物は、いまでも多くの日本人に好まれています。おそらく、あなたも飲んだことがあるでしょう。それは、カルピスです。

それだけではありません。

カルピス誕生から11年後の1930年には、当時の京都帝国大学で乳酸菌の研究に取り組んでいた代田稔《しろたみのる》博士が、数多くの乳酸菌の中からラクトバチルス・カゼイ・シロタ株を発見しました。その5年後に発売されたのが、あの「ヤクルト」です。

ヤクルトの語源は、世界共通語として発明されたエスペラント語の「ヤフルト」。「ヨーグルト」を意味する言葉です。メチニコフがヨーグルトと長寿の関係に気づかなければ、日本でヤクルトが生まれることもなかったかもしれません。

遺伝子解析は腸内細菌研究の門戸を広げた

話を100年前に戻しましょう。

ティシエが乳児の腸内にビフィズス菌を発見した翌年の1900年には、オーストリアの医学者テオドール・エシェリヒが、大腸菌と腸球菌を発見しました。これは、腸内細菌研究史の中でもエポックメイキングな出来事だったといえるでしょう。当時は、腸内細菌のほとんどがこの大腸菌と腸球菌だと考えられていました。

しかし、大便を顕微鏡で観察すると、1グラムあたり1000億〜1000億個の細菌がいるのに、培養できるのはたかだか1グラムあたり1000万〜1億個しかいません。そのため当時は、培養できない細菌は大腸菌と腸球菌の「死骸」だと思われたわけです。

そこから先の成り行きは、すでにお話ししました。大腸菌の発見からおよそ50年後、死骸だと思われていたのは嫌気性菌であり、だから空気に触れる環境では培養できないことがわかったのです。

それからの半世紀は、嫌気性菌の培養研究が全盛期を迎えました。私も、その時代からこの分野の研究に関わったわけです。

そして21世紀に入る少し前から、腸内細菌研究の分野には非培養法の時代が訪れました。現在はアメリカもヨーロッパも、分子生物学的な手法が席巻しています。

それまで、腸内細菌の研究は、私たち微生物学者の「独占市場」みたいなものでした。培養法による研究は熟練が必要で、手間も時間もかかるので、誰にでもできる仕事ではありません。その意味で、きわめて門戸の狭いフィールドだったのです。

しかし、分子生物学的な遺伝子解析が登場したことによって、その入り口は一気に大きく広がりました。

培養法と違って、これは誰でも簡単にアプローチできるので、長い修業期間は必要ありません。学部の学生でも、1週間ほどかけて基本的なやり方を覚えれば、すぐに自分の研究を始められます。

また、培養法で分析したデータには、手法の異なる培養法で集められたデータとの比較が難しいという問題がありました。たとえば外国の研究者がある細菌に関する論文を書いた場合、それと自分の研究データを比較検討する必要があるのですが、お互いの培養法が違うと、それが容易ではありません。

しかし遺伝子解析の場合、世界中の研究者が同じ道具を同じように使って研究しているので、その結果をまったく同じ土俵で比較することができます。

これが研究のスピードアップにつながることは、いうまでもありません。事実、いまは世界中の研究者たちが、お互いに切磋《せっさ》琢磨《たくま》しながら、どんどん腸内細菌の正体を明らかにしています。

とくにアメリカは、国際的な特許を取れるような基礎研究への投資を惜しみません。投入される研究費の額が、日本とはケタ違いです。その豊富な資金を活かして、腸内細菌のみならず海や陸地の細菌を網羅的に調べ尽くし、DNA解析を行って次々とパテントを取っている研究者もいます。

岩木健康増進プロジェクト

こうして、腸内細菌研究は、予防医学のあり方を大きく変える可能性を秘めた分野になりました。ある意味で現代医療のトップランナーの位置にあるといえるでしょう。腸内細菌の正体を解明しなければ、さまざまな病気の正体もわからない——そんなふうにいえる時代になったのです。

したがって、国際競争もこれからますます激化するにちがいありません。私たち日本の研究者も、負けずに創意工夫を施していく必要があります。

そこで、腸内細菌データベースの構築のために私たちが実施しているプロジェクトをひとつ紹介しておきましょう。弘前大学（総括：中路重之教授）、インフォコム（株）、（株）テクノスルガ・ラボ、理化学研究所との共同研究として行った「岩木健康増進プロジェクト」です。

このプロジェクトでは、２００５年から２００７年までの３年間にわたって、青森県中《なか》津《つ》軽郡《がるぐん》岩木《いわき》町《まち》（現在、弘前市）の住民の協力を得て、毎年７００〜１０００名程度の大便を分析しました。青森県といえば、男女ともに平均寿命が全国最下位の県。がんによる死亡率が全国平均よりも高く、なかでも大腸がんの占める割合が多いのが特徴です。

私たちは、住民から提供された大便から細菌由来のDNAを取り出し、ターミナル-RFLP法によって、腸内細菌のプロファイルを作成しました。それによって、腸内細菌の構成パターンを解析するのが目的のひとつです。

腸内細菌の構成や機能は、年齢や性別、居住地域、食生活、生活環境、運動の有無などに影響を受けます。岩木町の調査では、住民の腸内環境がおおむね40代に入ったあたりから変化していることがわかりました。一般的には60代から始まる変化が、かなり早い時期から始まっているのです。

なぜ、そんなに早くから腸内環境が老化してしまうのか。青森県の人々は昔から塩分を摂りすぎる傾向があるので、それが「腸高齢化」をうながしているのかもしれません。また、「運動不足」も見逃せない要因のひとつです。

農村部の人々は畑仕事で体を動かしているイメージがあるので、運動不足と聞くと意外に思われるかもしれません。一般的には、都市部で暮らす人々のほうが体を動かしていないような印象があります。

でも、現実は逆。私は全国の大学や研究機関と多くの共同研究を行ってきましたが、各地の事情を知る研究者から「農村部の女性は運動不足の傾向がある」という話を何度も聞きました。

事実、農村部の女性は都市部の女性より13～15%も平均体重が多いというデータもあります。生活習慣病も、都市部より農村部のほうが多いのです。

これは、農村部のほうが都市部よりも「車社会」になっている影響が大きいでしょう。交通の不便な地域では、「一家に一台」ではなく「一人一台」が当たり前になっています。さらに東北地方の場合、冬のあいだは外出も減るので運動不足になりやすいのです。青森、秋田、岩手など平均寿命の短い県が東北地方の北部に集中している背景には、そんな事情もあると思われます。

腸内細菌の構成は6パターンに分類できる

さて、「岩木健康増進プロジェクト」では、2005年から2007年までの3年間にわたって毎年大便を提供してくれた住民の中から120名を無作為に抽出し、計360名の大便プロファイルを作成しました。それを解析した結果、腸内細菌の構成パターンはおおおむね次の6グループに分類できます。

（1）乳酸菌およびビフィズス菌の検出が多い
（2）バクテロイデスの検出が多い
（3）バクテロイデスの検出が少ない
（4）バクテロイデスの検出が比較的多い
（5）クロストリジウムの検出が多い
（6）乳酸菌およびビフィズス菌の検出が比較的多い

培養法の全盛時代に、私が腸内細菌の構成を調べ上げた人数は、25年間で350人ぐらいでした。それが現在の分子生物学的手法では、同程度の人数の腸内環境がわずか数ヶ月間の作業で解析できます。その点だけを見ても、いかに技術が進歩したのかがわかるでしょう。しかもいまは、かつては分析できなかった培養困難な菌まで、解析の対象にできるのです。

さらに私たちは、この6グループそれぞれの健康状態と食事成分がどのような関係になっているのかを、統計解析しました。

その結果、便秘、メタボリックシンドローム、高血圧、糖尿病などの健康状態と腸内細菌の種類が、深い関わり合いを持っていることがわかりました。また、食事の成分と腸内細菌にもかなりの相関性があることも判明しています。

岩木町のプロジェクトでは、住民の腸内細菌を毎年検査し、5年後、10年後に腸内環境や健康状態がどのように変化するかを見守る予定です。これほど大きな規模の疫学調査で腸内細菌を取り扱うのは、おそらく世界でも初めてのケース。こうしたデータベースの規模をどんどん拡大していけば、「食→腸内細菌→健康状態」の因果関係が詳細に明らかになるでしょう。

「おなかクリニック」プロジェクトとは

私は現在、産業界と理化学研究所の連携によって生まれた「辨野特別研究室」で、研究を進めています。理研で培ったノウハウを民間に移行させるための試みで、私はそれを「おなかクリニック」プロジェクトと名付けました。

ここで行っているのは、「ヒト腸内常在菌データベース」の構築です。

そのためには、まず個人によって異なる生理・代謝機能を計測し、評価する技術システムを作り上げなければいけません。その上で、それぞれの腸内環境を検査し、データベースと照らし合わせることで、個人ごとの健康度を測定するのです。

そこで重要なのは、食生活が腸内環境に与える影響を正しく把握することでしょう。腸内細菌の構成をもっとも大きく左右するのが食事ですが、さまざまな食生活を送っている人たちの腸内環境を比較検討するだけでは、何を食べるとどの細菌が増えたり減ったりするのか、きちんと分析することができません。

そこで私は、こんなことを考えています。

被験者に、1日あたり約1800キロカロリーの試験食を何日間か継続的に食べてもらい、腸内環境がどう変わるかを解析する――これを聞いて、かつて私が体を張って実施した実験を思い出す人もいるでしょう。私の実験は「肉だけ40日間」という過激なものでした。

しかし、この試験食はそういう極端なものではありません。さまざまな食材を含むバランスの取れた食事でも、その組成があらかじめ明らかになっていれば、それが腸内環境にどんな影響を与えたのかを分析できます。

試験食だけを食べた人の腸内細菌を解析すれば、その構成が生活習慣病などになりやすいパターンかどうかを判断する材料にもなるでしょう。腸内細菌研究は、今まさに「基礎研究」の段階から、健康診断への活用という「応用研究」の段階にステップアップしようとしているのです。

「アンチバイオティクス」から「プロバイオティクス」へ

また、試験食と腸内細菌の関係が明らかになれば、プロバイオティクスや食材が健康増進に及ぼす効果も判定できます。それは、新しい医薬品や健康食品の開発にもつながるでしょう。

とくにプロバイオティクスは、腸内細菌研究の申し子のようなものです。前述したとおり、これは人体に良い影響を与える生きた微生物や、それを含む食品のこと。抗生物質のことを英語で「アンチバイオティクス」といいますが、プロバイオティクスはそれと対比される概念だと思えばいいでしょう。

１９２９年にペニシリンが発見されて以降、20世紀の医療は抗生物質によって大きく進歩しました。

抗生物質とは、微生物が産生したものから作る薬のことで、そこにはほかの微生物の増殖を抑制する働きがあります。さまざまな感染症を起こす細菌やウイルスなどに対する抗生物質が次々と開発されたことで、それまでは助からなかった命が救われるようになりました。

しかし（どんな薬もそうですが）抗生物質には副作用があります。

というのも、これによって増殖を抑えられるのは、病気の原因となる細菌やウイルスだけではありません。ほかの細菌も抑制されるため、体内で常在菌のバランスが崩れてしまうことがあるのです。

たとえば腸内細菌のバランスが崩れれば、下痢や便秘になるでしょう。常在菌の働きで抑えていたカビが繁殖して「カンジダ」という症状を起こすことも少なくありません。それ以外にも、耳鳴り、痙攣、光線過敏症（日光に当たると火傷《やけど》のような症状を起こす）など、抗生物質の副作用は多岐にわたります。

また、抗生物質のせいで病原菌が「進化」してしまい、感染症がかえって悪化してしまうこともあります。

細菌はすさまじい勢いで増殖するので、突然変異を起こす個体も少なくありません。その中には、抗生物質が効かないものもあるでしょう。抗生物質をたくさん服用していると、その「耐性菌」が淘汰《とうた》されずに生き残り、どんどん増えていきます。すると、いくら抗生物質を飲んでも効き目がなく、病気が進行してしまうのです。

そこで、アンチバイオティクスと同じ「微生物を利用した医療」として注目されるようになったのが、プロバイオティクスでした。アンチバイオティクスは結果的に体内の常在菌のバランスを崩してしまうのに対して、プロバイオティクスはそのバランスを整えるために摂取するものです。

分子生物学的な研究は、腸内細菌を利用した健康診断を可能にしつつあります。でも、腸内環境を調べて「あなたはこういう病気になる可能性がある」と指摘するだけでは、十分な予防医学にはなり得ません。その病気を防ぐためにプロバイオティクスを有効に使えるようになるのが、腸内細菌研究の目指すところなのです。

日本は7500種類ものヨーグルトが存在する「プロバイオティクス王国」

私自身は、大腸がんと腸内環境の関係を調べるところからこの世界に入ったので、悪玉菌の研究が仕事の中心でした。しかしこれからは、プロバイオティクスという「善玉菌」

のことをもっと深く知らなければなりません。

もちろん、これまで積み重ねてきた悪玉菌に関する知見も、そこでは大いに役立つでしょう。副作用のことを知らなければ良い薬は作れないのと同じように、悪玉菌のことを知らなければ、その機能を抑制する善玉菌の機能もわかりません。

抗生物質の登場で、20世紀は「病気を治せる時代」になりました。しかし今は、その限界も見えてきています。

21世紀は、「病気を防ぐ時代」にしなければいけません。

病気になってから対処するのではなく、病気にならない体をいかに作るか。大腸が病気の発生源として重要な意味を持っている以上、プロバイオティクスはその新しい時代を切り開く主役となるはずです。

もともと日本は、「プロバイオティクス王国」とも呼べるほど善玉菌の活用に積極的な社会でした。１９１０年代には整腸剤のビオフェルミンが開発され、その後もカルピスやヤクルトなどの善玉菌飲料が次々と生まれ、多くの人々に愛飲されています。

ちなみに、日本に初めてプレーンタイプのヨーグルトが入ってきたのは、大阪万博が開催された１９７０年のことでした。その後は国内のメーカーも生産に乗り出し、１９７１

年には明治乳業が「明治プレーンヨーグルト」を発売。さらに1978年には、森永乳業が「森永ビヒダスヨーグルト」を発売しました。

そして現在、日本には約7500種類ものヨーグルトが存在するといわれています。多様なプロバイオティクスを使った発酵食品が、いくらでも手に入るようになったのです。

ところが、これだけ多くのヨーグルトが販売されているにもかかわらず、日本人はそれを十分に活かしているとはいえません。

日本人が1日に食べるヨーグルトの量は、平均およそ20グラム。大さじ1杯程度です。欧米諸国では1日平均60グラムぐらい食べていますから、日本人のヨーグルト摂取量はその3分の1にすぎません。

日本が本当の意味で「プロバイオティクス王国」になるには、せっかく7500種類も用意されているヨーグルトを、もっとたくさん食べるようにする必要があります。そのためには、私たち研究者の側がプロバイオティクスの効果をよりわかりやすい形で明らかにし、それを多くの人々に知ってもらう努力をしなければいけません。

産官学の協力体制で日本は世界のトップランナーになれる

その意味では、「健康増進に役立つ食品」、いわゆる「機能性食品」をきちんと評価し、世間に知らしめる仕組みも有効に活用すべきでしょう。

たとえば私は1990年代に、当時の厚生省が推進した「特定保健用食品」の評価にたずさわっていました。これは、企業が生産する健康食品を実験データに基づいて審査し、健康づくりのための食習慣改善のきっかけとして「〜が気になる方に」という効能を表示することを許可された食品のこと。「トクホ」もしくは「特保」とも呼ばれます。

それを審査する側の人間として心がけたのは、その食品に整腸作用があるかどうかだけではなく、病気の予防作用や軽減作用、あるいは免疫力を維持する作用などがあるかどうかなどを見極めることでした。

食品メーカーがトクホを申請するには、1年半以上の時間をかけて最低でも3本の研究論文を書かなければいけません。そのため当時は、私の研究室にも食品メーカーの研究者が来て、いろいろと勉強していたものです。

このような産官学の協力体制は、プロバイオティクスの普及・発展のために今後も欠かせません。そうやって研究を進めていけば、日本はこの分野における世界のトップランナーになれると私は確信しています。

具体的には、動物実験による機能の確認を進め、さらに人の試験を通じて腸内環境のコントロール作用を確認する作業が必要でしょう。それによって、「健康に良い」とする評価基準が策定され、新たな健康表示への取り組みが進むことを私は期待しています。

腸内細菌研究の最終的な目的は、その構成を知ることだけではありません。腸内細菌が宿主の体でどのような物質を作り、どのような物質を抑制するのかを知ることがいちばん重要です。それが、プロバイオティクスの機能開発研究をさらに躍進させる原動力となるのです。

たとえば現在の大腸がん検診は、「早期発見」が主眼となっており、「予防」という観点がありません。しかし、腸内細菌と宿主の関係性の中でどのような物質が産生されるかを特定し、それがプロバイオティクスでどのように変化するかを知ることができれば、大腸がんリスクの軽減につながるにちがいありません。がんにかぎらず、大腸を発生源とする病気はすべて、それによってリスクを下げられるようになるでしょう。

第5章　これであなたにも「大便通」が訪れる

――腸内環境をコントロールする食生活

大便は自分で「デザイン」するもの

前章では、腸内細菌研究の最前線についてお話ししました。

大腸は「病気の発生源」ですから、その研究は予防医学の進展に欠かせません。この研究が進めば、これまでの「検便」とはまったく異なる、腸内細菌による精密な健康診断が可能になるでしょう。

しかし、大便による健康チェックは、医者や研究者などの専門家だけに任せておけばいいというものではありません。

もちろん分子生物学的な手法で厳密に調べるのは専門家でなければ無理ですが、日常レベルでの大便チェックは誰でも自分でできます。色、形、臭いなどをトイレでたしかめるだけでも、自分の健康状態はかなりわかるでしょう。

そもそも大便は、自分自身で作っているもの。まずはそれを自覚することが大事です。自分が作ったものだと思えば、それがどんな状態で出てくるのか、無関心ではいられません。

それがおかしな状態で出てくれれば、自分自身の生活を振り返って、そんな大便を作り出した原因を考える気にもなるでしょう。大便は、自分で「デザイン」するものだと思ってください。

では、どのような大便が出れば「デザイナー」として合格点がもらえるのか。

洋服や車や雑誌のグラビアなど、デザインの良し悪しは、一般的に個人の好き嫌いで決まります。しかし大便の場合、理想のデザインはひとつしかありません。

誰であっても、次のようなタイプの大便が出るときは腸内に善玉菌が優勢で、腐敗ではなく発酵が起きています。したがって、大腸が発生源となる病気になるリスクも、きわめて低いといえるでしょう。

そういう大便は、まずデザイン以前に、「毎日出す」ことが大事です。毎日きちんと食事をしていれば、1日に1〜2回の排便があるのが当たり前。2〜3日に1度しか出ない便秘状態では、その時点で「良い大便」とはいえません。

また、あまり息むことなく、ストーン、ストーンと楽に出ることも「良い大便」の条件のひとつ。思い切り息まないと出ないのは、大便が硬いからでしょう。それは、大便に水分が少ない証拠です。前述したとおり、ふつうの大便は80%が水分。それぐらい水分が含まれていれば、出すのにそれほど苦労はしません。

目安としては、練り歯磨きぐらいのやわらかさなら、水分80％。バナナぐらいの硬さだと、水分は70％程度です。練り歯磨きよりもやわらかかったり、バナナよりも硬かったりするのは、あまり健康な状態ではありません。泥状のものは水分90％程度の下痢ですし、便秘の人はカチカチでコロコロした大便が出ます。

大便の硬さは触ってたしかめるわけにもいきませんが、適度な水分を含んでいれば、便器に落ちたときに水中でパッとほぐれて浮きますので、それもチェックするといいでしょう。逆にいうと、便器の底に沈むような便は水分が少なく、あまり健康的ではないということです。

重さは、1日に合計200〜300グラムが理想です。大きさでいうと、バナナ2〜3本分ぐらいでしょうか。

自分がどれぐらいの大便をしているのかは、一度、計ってみてもいいでしょう。もちろん大便を秤《はかり》に載せるわけにもいきませんが、正確な体重計があれば、排便前後の体重を比較することで、おおまかな重さは把握できます。

ただしトイレではオシッコも出るので、減った分がすべて大便ではありません。放尿の量は、1回あたり300グラム程度。ですから、たとえば排便後の体重が排便前より50

0グラム減っていれば、そのうち200グラム程度は大便だと考えていいと思います。

嫌いだった野菜とヨーグルトで食生活を改善

さて、大便をチェックするときにもっとも重要なポイントは、「色」と「臭い」です。

色は、黄色がかった褐色がベスト。これは、腸内にビフィズス菌が多い証拠です。ためしに、ビフィズス菌入りのヨーグルトを1日に500グラムほど食べてみれば、私の言葉がウソではないことがわかるでしょう。翌日には、ふだんよりも黄色みの強い大便が出るはずです。

そういう大便は、臭いも違います。大便である以上、まったく臭くないことはありませんが、ビフィズス菌を多く含んだ大便は、顔をしかめるような悪臭ではありません。息を止めたりせずにちゃんと嗅いでみれば、やや酸っぱい感じの発酵臭がするはずです。

逆に、悪玉菌の多い大便は、思わず息を止めてしまうような腐敗臭を発します。「肉食実験」をしたときの私もそうでした。色も、悪玉菌が多いほど黒みが強くなります。

ちなみに、私の大便が不健康だったのは、肉食実験のときだけではありません。若い頃から肉が大好きだった私は、50歳のときに体重が84キロもありました。身長は169センチですから、明らかに太りすぎです。

「これではいけない」——ある日、自分の健康状態に危機感を覚えた私は、自分の大便を調べてみました。色は黒っぽく、臭いは「お父さんの入った後のトイレには入りたくない」と家族から文句が出るほどの悪臭です。腸内細菌を分析してみると、案の定、悪玉菌が圧倒的に優勢になっていました。

これを改善するには、食生活を変えるしかありません。そこで知り合いの管理栄養士に相談したところ、「いままで嫌いだったものをたくさん食べるようにすれば、食生活は変わりますよ」と言います。

なるほど、それはそうでしょう。

それまでたくさん食べていたものを減らし、あまり食べなかったものを増やす——食生活を変えるなら、それがいちばんの早道です。

では、私が嫌いな食べ物は何か。それは、野菜とヨーグルトでした。

イヤイヤながらもそれを積極的に食べ、大好きな肉をあまり食べないようにした結果、いまでは体重が10キロ落ち、腸内環境も善玉菌が優勢になっています。食べるヨーグルトをミの量は、1日500〜600ミリリットル。朝は、200グラムの豆乳とヨーグルトをミキサーにかけ、バナナを入れて食べています。

もちろん、たくさん食べるのはヨーグルトだけではありません。ヨーグルトはビタミンや食物繊維が含まれていないので、野菜を中心にした食事をしっかり食べています。

食生活を変えたことで、大便の量も増えました。今は、1日に400グラム前後の大便を出すことを目標にしています。

食物繊維が大便をちょうどいい硬さにする

私の実体験からもわかるとおり、理想の大便を作り出すには、ヨーグルトと食物繊維たっぷりの食事が有効です。「色」や「臭い」を良くするにはヨーグルトの善玉菌、「量」を増やすには食物繊維が必要なのです。

また、食物繊維の役割は、単に食べカスとして大便の量を増やすだけではありません。大便が腸内に滞在する時間を最適にする働きもあります。

大便は、腸内に長く滞留しすぎると水分を失って硬くなり、滞留時間が短すぎると下痢になります。食物繊維をたくさん食べると、その時間がちょうどよくなるので、適度な水分を含んだ大便になるのです。

ですから、たとえば「ヨーグルトをトッピングしたサツマイモ」などは、理想的な大便を出すのにもってこいのメニューだといえるでしょう。

サツマイモは、ヨーグルトには欠けているビタミン類、カリウムや食物繊維を多く含んでいる上に、ナトリウムの抑制作用もあるので、高血圧の予防にも役立ちます。私は以前、あるテレビ番組で「ヨーグルトだけ食べた人」と「ヨーグルト&サツマイモを食べた人」の大便を比較したことがあるのですが、やはり後者のほうが大便の量が多く、ビフィズス菌も多いという結果でした。

また余談になりますが、サツマイモといえば、パプアニューギニアの高地民の大便を分析したときのことを思い出します。

パプアニューギニアで、標高２５００メートルもの高地に人々が住んでいることがわかったのは、およそ80年前のことでした。彼らの主食は、サツマイモです。ところが、そんな低タンパクの栄養状態であるにもかかわらず、彼らはみんな鍛え抜かれたアスリートのような筋骨隆々《きんこつりゅうりゅう》の肉体を持っているのです。その秘密を探るために、私は大阪市立大学との共同研究で、パプアニューギニア高地民の大便を手に入れました。

嫌気性の輸送培地に入れた彼らの大便は、現地から３日かけて日本に到着しました。その培地を培養ジャーから取り出したときのことは、決して忘れません。なんと、そこからは牛の第1胃液と同じ臭いがしたのです。

牛は、牧草しか食べないのに、あれだけの筋肉をつけ、乳も出します。それは、第1胃内（ルーメン）にいるルーメン菌が、繊維を分解する酵素を持っているからです。その働きによって、食べた草の食物繊維が分解され、ルーメン菌も増殖します。そのルーメン菌を第1胃内にいる原虫が食べ、そのときに遊離した菌体アミノ酸が第2、第3、第4胃で吸収され、牛のタンパク源になるのです。

パプアニューギニア高地民も、それとほぼ同じでした。彼らの腸内にいる細菌の一部が窒素ガスやアンモニアを利用して増殖し、そこから産生される菌体内の遊離アミノ酸が大腸から吸収されて、タンパク源となっているのです。

これは、腸内細菌が持つ奥深い可能性を示唆しているといえるでしょう。ほとんどサツマイモしか食べないような食生活でも、腸内細菌の力を借りれば、人間は十分なタンパク質を摂取できるのです。

パプアニューギニア高地民だけではありません。私は、10年間も1日に600ミリリットルの青汁しか飲まずに生きていた女性の大便を調べたことがあります。それも、ふつうとは違う腸内細菌を持っていました。超嫌気性の培養困難な細菌ばかりで、それがアンモニアを巧みに利用してタンパク質を合成していたのです。

もちろん、私たちがいきなり「サツマイモだけ」や「青汁だけ」の食生活を始めても、すぐに腸内細菌がそれに対応してタンパク質を作ってくれるわけではありません。しかし、これから地球が人口増加による食糧不足に陥るかもしれないことを考えると、これは研究に値するテーマだといえるのではないでしょうか。腸内細菌パワーで、人類が生き延びられるかもしれないのです。

日本の伝統食には食物繊維が多い

さて、話を食物繊維に戻しましょう。もちろん、食物繊維を多く含む食べ物はサツマイモ以外にもたくさんあります。ここで、ひととおり列挙しておきましょう。

・イモ類　サツマイモ　山イモ　里イモ
・豆類　大豆　おから　枝豆　あずき　きなこ
・穀類　玄米　ひえ、あわなどの雑穀

・野菜　カボチャ　ニンジン　ゴボウ　大根　レンコン
・キノコ類　椎茸　しめじ　えのきだけ
・海藻類　ひじき　わかめ　昆布　メカブ
・乾物　干し椎茸　きくらげ　干し大根　かんぴょう
・ナッツ類　アーモンド　カシューナッツ　落花生　くるみ
・果物　リンゴ　バナナ　柿　干しぶどう

こうして見ると、日本の伝統的な料理に使う食材がたくさんあることがわかります。逆にいうと、食生活が欧米化するにしたがって、食材の品目や食べる量が減っているものが多いのです。昔ながらの食生活を見直すことが、理想の大便に近づく道だといえるでしょう。

いま挙げた食材のなかでも、とくに私がその威力に驚かされたことがあるのは、メカブです。あるとき、山ほどメカブの入ったうどんを一度に２人前食べたのですが、その後で出た大便がすごかった。ニシキヘビかと思うような極太の大便が２本、スルスル！　と出たのです。

私の長い大便チェック歴の中でも、これは最高の出来映えでした。感動のあまり、写真に撮ってからトイレで流したほどです（さすがにここではお見せできないのが残念ですが、みなさんも写真で残したいくらい立派な大便を出すことを目標にしてください）。

伝統的な発酵食品を見直そう

また、腸内に善玉菌を増やすのに役立つ食べ物も、ヨーグルトだけではありません。日本の伝統食にも、さまざまな発酵食品があります。

たとえば、漬け物。とくにぬか漬けは、まず乳酸発酵が起こり、その後で酵母が発酵の過程を受け継ぐので、乳酸菌も多く含まれています。ただし食べる前にぬかを洗い落とすと、ほとんどの菌が失われてしまうので、できるだけ洗わずに食べてください。その点、白菜漬けや野沢菜漬けは洗わずに食べるので、効率よく乳酸菌を摂取できるかもしれません。

納豆も、昔から現在までほとんど姿を変えずに生き残っている伝統的な発酵食品のひとつです。納豆菌のメカニズムはまだ完全には明らかにされていませんが、食べてから2～3日は「芽胞《がほう》」という形で腸内に留まるので、腸内環境を整える上では大いに役立ちます。

また、煮た豆を発酵させて作られた納豆は、原料である大豆そのものと比べて、ビタミンB_2が6倍もあり、ビタミンB_6も多く含まれています。さらに、納豆に含まれる「ナットウキナーゼ」という酵素には血栓を溶かす働きがあり、納豆菌自体にも「アンジオテンシン変換酵素」を抑制して血圧の上昇を抑える効果があるので、生活習慣病のリスクも下げてくれるでしょう。納豆菌が作るビタミンKはカルシウムの吸収を促進するので、骨粗鬆症《こつそしょうしょう》の予防にも効果的です。

大豆を発酵させた伝統食は、納豆だけではありません。味噌や醤油も、大豆を麹カビで発酵させたものです。

その発酵に関わっているのは、ハロフィルス菌という乳酸菌。味噌作りには、ペディオコッカスという善玉菌も活躍します。

漬け物も味噌も醤油も、塩分が多いので摂りすぎには気をつけなければいけません。しかし、こうした日本の伝統的な食材を日常的に食べていれば、それなりに腸内で善玉菌を増やすことができます。欧米風に偏りすぎた食生活を見直す意味でも、これらの発酵食品をもっと取り入れるべきでしょう。

いずれにしろ、私たちは「良い大便を出す」ためだけに食事をするわけではありませんから、いろいろな栄養をバランスよく摂取すべきなのは当然です。いくら大便がたくさん出るからといって、サツマイモやメカブばかり食べて暮らすわけにはいきません。

そして、食生活のバランスが崩れていないかどうかをチェックするのに役立つのが、大便です。

色、臭い、量などに問題があれば、「最近は野菜が足りなかったな」「ちょっと肉を食べすぎたかもしれない」などと反省し、食生活を改善すればいい。もちろん、善玉菌や食物繊維を多く摂取する習慣は身につけるべきですが、何かひとつの食材だけを食べればいいという話ではありません。

健康ブームの落とし穴

ところが世間では、「これが健康にいい」「これを食べれば若返る」といった情報が流れると、人々がそこに殺到することがよくあります。

たぶん、そういう話はテレビの視聴率や雑誌の部数が稼げるのでしょう。マスコミは次次とブームを煽《あお》り、人々もそれに簡単に飛びついてしまう。テレビで「納豆はダイエットにいい」と聞けばスーパーで納豆が品切れになり、「ココアでがんが予防できる」と言われれば、みんながこぞってココアを買い占めるのです。そんなことが、これまで何度もくり返されてきました。

しかし、たったひとつの食べ物や飲み物だけで、体重が減ったり、病気を予防できたりするわけがありません。そんな情報に振り回されて、食生活のバランスを崩すほうが、よほど体に悪いといえるでしょう。

しかも、「健康に良い」と喧伝《けんでん》されたものが、実は体に悪いこともあります。

たとえば、かつて健康食品として人気のあったベータカロチン。これは体内で必要に応じてビタミンAを合成するプロビタミンA（ビタミンA前駆体）ですが、1980年代以降、その強力な抗酸化作用（細胞や遺伝子が傷つくのを防ぐ働き）が動脈硬化やがんなど生活習慣病の予防に役立つのではないかと注目されました。

しかし近年になって、このベータカロチンをサプリメントで摂取することの危険性が指摘されています。フィンランドとアメリカで、ベータカロチンを喫煙者に投与する大規模な疫学調査を実施したところ、それを摂取しなかったグループよりも肺がんの発生が増え、死亡率が高まるというショッキングな結果が出たのです。

もちろん、ベータカロチンを野菜や果物から摂取するだけなら、副作用の心配はありません。しかしサプリメントで過剰摂取した場合は、かえって体に悪影響を与えてしまいます。まさに、過ぎたるは及ばざるがごとし。「一点集中」の弊害を象徴するケースだといえるでしょう。

信用に値しない「牛乳有害説」

ところで、世間に流布する健康情報は、「これが体にいい」という話ばかりではありません。逆に「これは体に悪い」とする情報も、すぐに広まります。

たとえば数年前には、ある日本人医師が「牛乳有害説」を書いた本が話題になりました。牛乳やヨーグルトなどの乳製品は「腸相」を悪くし、骨粗鬆症の原因になるという説です。「ヨーグルトが腸内環境を改善する」と考えている私としては、見過ごすことができません。

では、本当に牛乳や乳製品は人間にとって有害なのでしょうか。

この本はベストセラーになったため、その説を信じて牛乳や乳製品をきっぱりやめてしまった人も少なくありません。「いまだにヨーグルトを食べてるなんて、時代遅れだよ」と訳知り顔で話している人を見かけたこともあります。もし「牛乳有害説」が間違っているとしたら、実に罪作りな話です。

人間は大昔から、牛、羊、ヤギといった家畜の乳に、命を支えられてきました。その長い歴史を考えれば、牛乳が体に悪いとはとても思えません。

その医師は「ほかの動物の乳を飲むのは人間だけ」と書き、それを「有害説」のひとつの根拠としていましたが、家畜を飼う文化を持つのは人間だけですから、そうなるのは当然でしょう。

それに、どんな動物もほかの生き物を食べて生きるのですから、ほかの動物の乳を飲むのが不自然だとも思えません。動物園で、トラやライオンの赤ちゃんに犬が授乳して育てたという話も、ときおり見聞きします。

さまざまな家畜の乳の中でも、牛乳はとりわけ栄養が豊富です。イワシを丸ごとすり潰したものと牛乳の栄養価はよく似ているともいわれますから、カルシウムを摂取するにはもってこいでしょう。

また、牛乳と牛肉の赤身を比較した場合、（水分を除いた乾燥重量を基準にすると）両者のエネルギーはほぼ同じ。牛乳のタンパク質は、牛肉の半分ぐらいになります。

そんな牛乳が人体に良くないというデータは、世界的にもまったく認められていません。

そのため「有害説」を主張した医師に対しては、国内の科学者や乳業団体から科学的根拠を求める公開質問状が出されました。

しかし、それに対する回答はありません。要するに、信用できるような話ではないのです。このような根拠のない健康情報本がベストセラーになり、貴重な栄養源を放棄する人々が続出するのは、実に嘆かわしいことといわざるを得ません。

この「牛乳有害説」にかぎらず、怪しげな健康情報の多くには、「個人の体験に基づいている」という共通点があります。

ある特定の病気の人が何かを食べて回復したり、逆に何かをやめることで症状が改善した——それ自体は、おそらく事実なのでしょう。がんの民間療法について書かれた本も、そういった体験談に多くのページが割かれています。

牛乳も、やめることで健康状態が良くなるケースが皆無だとはいえません。単純な話、おなかを壊している人は牛乳をあまりガブガブ飲まないほうがいいでしょう。

でも、そういった個人的な体験が、誰にでも当てはまるわけではありません。やや極端なことをいえば、個人の体験を広く一般の人々に当てはめるのは、「私は卵を食べるとアレルギー症状が出る。だから卵は人間の健康に良くない」と言うのと同じです。

また、たとえ牛乳や乳製品を断つことで病気が良くなったとしても、それはその病気に対する一時的な効果にすぎないかもしれません。だとすれば、健康が回復した後も牛乳を断ち続ける必要はないでしょう。

いずれにしろ、個別の事例を「いつでも誰でも同じように効く」と考えるのはおかしなことです。

もちろん私も、本書の中で自分自身の個人的な経験を書いてはいます。先ほども、ヨーグルトと野菜で「良い大便」が出るようになった話をしました。

しかしそれは、いうまでもなく、40年におよぶ研究を踏まえた上での話です。ヨーグルトが腸内環境に良い影響を与えることは、科学的に考えて間違いありません。根拠の不確かな「有害説」に惑わされることなく、より多くの日本人がヨーグルト、乳酸菌飲料や食物繊維で「良い大便」をたくさん出してくれることを私は願っています。

「出す力」がなければ「快便」は訪れない

ここまでは、「理想の大便」を作るための食生活についてお話ししてきました。

しかし、大便の材料を揃えただけでは、「快便」は訪れません。私はトイレですっきり排便し終えたとき、ゆったりと体が浮くような心地よい気分になりますが、この気持ちよさを味わうには、大便を「作る」だけではなく「出す」力が必要です。

ところが今は、大便を「出す力」が低い人が少なくありません。

たとえば、自分の家のトイレなど決まった場所でしか排便がうまくいかない人がいます。便意は精神的なコンディションと密接な関係があるので、ストレスの多い現代人には、それも珍しいことではないでしょう。よく「本屋に行くと便意をもよおす」という人がいますが、あれも好きなものに囲まれることで精神的にリラックスできるからだと思います。

でも、たとえそういう場所がある人でも、忙しい仕事中に、いちいちそこまで行くわけにはいきません。そのため、学校や会社へ行く前にトイレに行きそびれると夜まで排便できず、便秘になってしまうのです。

ちなみに17世紀のフランスでは、道端はもちろん、宮殿であれ、劇場であれ、人が尿意や便意をもよおすと、その場がトイレになったといわれています。排泄行為に対する羞恥心が社会に共有されていなかったので、誰も我慢をしなかったのでしょう。

ところが18世紀になると、人前で用を足すのを恥ずべきことだと考える風潮が広まりました。そのため貴婦人たちは外出時に尿瓶を持ち歩き、大便は自宅で済ませるようになりました。それが当たり前の社会習慣となった結果、とくに女性たちは外出先で便意をもよおさないよう、舞踏会や観劇の前には食事を抜き、万が一もよおしても外では我慢するようになったのです。これが「便秘」の始まりだともいわれています。

前にも書きましたが、排便をうながす腸の蠕動運動は、1日に1〜2回しか起こりません。食道から胃、腸まで1本につながっている消化管は独自の神経系を持っており、脳とは独立して機能しています。そうでなければ、私たちが寝ているあいだは腸の活動が止まってしまい、食べた物が吸収されないでしょう。私たちが何を考えていようと（あるいは何も考えていなくても）腸は勝手に自分の仕事をし続ける。そのため腸は「第2の脳」とも呼ばれています。

そんな腸の働きを、「我慢」という人間の意思で止めてしまったら、働き方がおかしくなるのも当然です。自然な便意を無視して我慢をくり返していれば、習慣性の便秘になるのも無理はありません。

腹筋と腸腰筋を鍛えよう

また、大便を「出す力」は筋力にも支えられています。腸を刺激して大便を送り出すための蠕動運動は勝手に起きてくれますが、最後におなかから押し出すときは、腹筋や腸腰筋を使ってふんばらなければいけません（腸腰筋は腰椎《ようつい》と大腿骨《だいたいこつ》を結ぶ筋肉群の総称で、主に股関節を屈曲させる働きをします）。

ところが現代人は運動不足になりやすく、この筋肉が衰えている人が多いようです。食物繊維の多い食事をしていれば、さほどふんばらなくてもストーンと出るやわらかい大便になりますが、それでも筋力がまったく不要というわけではありません。まったく力を入れずに出るのでは「ダダ漏れ」になってしまうので、困るでしょう。

良い大便でさえそれなりに力がいるのですから、食物繊維の少ない食事をしている人の硬い大便は、なおさら筋力が必要です。しかし「出す力」の弱い人は、ちょっとふんばっても出ないので諦めてしまい、せっかく便意があっても問題を先送りにしてしまうでしょう。すると次第に便意そのものが起こりにくくなり、便秘になって、ますます大便が硬くなる。こうなると、まさに悪循環です。

実際、これまで私が出会った便秘症の人たちは、おしなべて体を動かすのが嫌いでした。なにも腹筋が割れるほどの筋トレをすることはありませんが、自分で作った大便をしっかり外に出すぐらいの筋力はつけなければいけません。

そのためには、まず「よく歩く」ことから始めるといいでしょう。ふだん運動不足の人は、それだけでも腹筋の強化になります。私自身、体重が84キロにもなって危機感を抱いてからは、1日1万〜1万5000歩ほど歩くようにしました。

もっと直接的に腰回りの筋肉を鍛えたければ、2008年に西日本ヤクルトが提案した「腸トレ体操」もおすすめです。腸腰筋のような大腸と骨盤のあいだの筋肉の力をアップする内容で、ふだんあまり体を動かさない人でも無理なくできるでしょう。とくに座位タイプの体操は、椅子に腰掛けたまま手軽にできるので、日常的な運動として取り入れるには最適です。

「ウンチ管理士」制度とは

いま紹介した「腸トレ体操」もそうですが、1930年代という早い時期からプロバイオティクスに着目し、優れた乳酸菌飲料を開発しただけあって、ヤクルトは人々の腸内環境の向上に熱心な会社です。

たとえば松山ヤクルト販売株式会社では、数年前に「ウンチ管理士」制度をつくりました。ウンチが腸からの「お便り」であることをよく理解しているのでしょう。大便に関する正しい知識を身につけた販売員が、それをお客さんに健康情報として伝えることで、腸内環境の大切さを広めるのが目的です。

本書の序章でも述べましたが、大便は「汚い」「臭い」の代名詞のような存在なので、なかなか日常会話のテーマになりません。いつもと違う大便が出て心配になっても、人前でその話をするのははばかられます。

しかし大便チェックは健康管理の原点ですから、その話題をタブーにしていたのでは、人々の意識が高まりません。堂々と名札に「ウンチ管理士」と書き（その横にはバナナのイラストも描かれています）、お客さんとその話をするこの制度は、従来のタブーを打ち破るという意味で、非常に大きな意味があるといえるでしょう。大便が健康管理に役立ち、病気予防にもつながることへの理解が深まるに違いありません。

この「ウンチ管理士」には、一応、資格試験があります。45分程度の講義を受講し、後日、50問のテスト（制限時間30分）を受けて正解率が70％以上なら合格。現在は販売員の新人研修プログラムにも加えられており、2週間の研修期間内にこの資格を取得することが義務づけられています。

制度がスタートした当初は、顧客と「ウンチの話」をすることに抵抗を感じた販売員も少なからずいました。しかし「ウンチ管理士」の名札をつけていると、「それ何？」「どうしてバナナなの？」と質問されるので、否応なくこんな話をせざるを得ません。

「実は良い大便はサイズも硬さもバナナぐらいで、色も黄色っぽいんですよ」

すると相手は、イヤな顔をするどころか、「へえ、面白いね」「そんなウンチは出てないなぁ」と興味を示すとのこと。やはり、ふだんは周囲の人たちと話題にはしないものの、大便は誰にとっても気になる存在なのでしょう。

そうやって関心を持ってもらえば、腸内環境と大便の関係や、善玉菌と悪玉菌のことなど、本書でも書いてきたような話を熱心に聞いてもらえます。ふつうは「大便の悩み」というと便秘のことが中心ですが、こういう話を聞けば、毎日ちゃんと出ていても「色」や「臭い」に気をつけなければいけないことがわかるはず。その結果、日頃から自分の大便をチェックする習慣が身につくわけです。

たかが大便、されど大便

誤解されると困りますが、私はヤクルトの宣伝をするために、この企業努力を紹介したわけではありません。むしろ、こうした取り組みが特別なものではなくなることのほうが、望ましいといえるでしょう。私は、日本人の健康増進のために、みんなが「ウンチ管理士」のような存在になってほしいと思っているのです。

ここまで本書を読んでくださったみなさんは、松山ヤクルトの「ウンチ管理士」とほとんど変わらないだけの知識を身につけました。おそらく、次にトイレで排便したときから、ご自分の大便チェックを始めることでしょう。

でも、それで食生活を見直し、自分の健康維持に役立てるだけでは、もったいない。できれば、その知識を家族や友達、会社の同僚などにも伝えて、広く共有してほしいと思います。本物の「ウンチ管理士」と違って名札をつけるわけにはいかないので、話のとっかかりはつかみにくいかもしれません。でも、健康に関心のない人はほとんどいないので、恥ずかしがらずに話をしてみれば、きっと興味を示すはずです。

序章でもお話ししたとおり、これだけ日常的に大便とつきあっている私でさえ、昔は取材記者とウンチの話をするのを躊躇しました。でも、いったん慣れてしまえば大丈夫。周囲の人々も、すぐに大便の話を当たり前にできる雰囲気になるでしょう。

そんな会話が日本中でふつうに交わされるようになれば、私たちの腸内細菌研究にとっても追い風になると思います。

大腸は「病気の発生源」であり、大便を見ることでそのリスクがチェックできるとなれば、誰もがより詳しい情報を求めるようになるでしょう。その結果、私が進めている「おなかクリニック」のような、大便による健康診断へのニーズが高まるわけです。これが実現すれば、日本人の食生活は大きく改善され、がんや生活習慣病の予防は一気に進歩するに違いありません。

40年近く腸内細菌の研究に取り組みながら、私は大便から多くを教わりました。たかが大便、されど大便。

そこで得た知識と知恵は私の宝物のようなものですが、この大便ワールドをもっと世の中に広げなければいけません。多くの研究者や企業と連携するのはもちろん、本書によってこの世界に造詣《ぞうけい》を深めたみなさんとも一緒に、この「大便通」の輪を広げていきたいと思っています。

著者略歴

辨野義己《べんのよしみ》

一九四八年大阪府生まれ。

（独）理化学研究所イノベーション推進センター辨野特別研究室特別招聘研究員。

農学博士。専門領域は腸内環境学、微生物分類学。酪農学園大学獣医学科卒。

東京農工大学大学院を経て、二〇〇四年より現職。DNA解析により腸内細菌を多数発見。

腸内細菌と病気の関係を掘り下げて研究し、文部科学大臣表彰・

科学技術賞（理解増進部門・二〇〇九年）ほか数々の学会賞を受賞。

ビフィズス菌・乳酸菌の高い健康効果を訴える「うんち博士」としてテレビ、
雑誌などのマスコミに広く取り上げられており、講演活動も多い。

主な著書に『ビフィズス菌パワーで改善する花粉症』（講談社）、

『健腸生活のススメ』（日本経済新聞出版社）、

『見た目の若さは、腸年齢で決まる』（PHP研究所）などがある。

幻冬舎新書 290

大《だい》便《べん》通《つう》

知っているようで知らない大腸・便・腸内細菌

二〇一二年十一月三十日　第一刷発行
二〇一二年十二月二十日　第三刷発行

著者　辨野義己
発行人　見城　徹
編集人　志儀保博
発行所　株式会社　幻冬舎
〒一五一-〇〇五一　東京都渋谷区千駄ヶ谷四-九-七
電話　〇三-五四一一-六二一一（編集）
〇三-五四一一-六二二二（営業）
振替　〇〇一二〇-八-七六七六四三
ブックデザイン　鈴木成一デザイン室
印刷・製本所　株式会社　光邦

検印廃止

Printed in Japan　ISBN978-4-344-98291-8 C0295
へ-1-1
幻冬舎ホームページアドレス http://www.gentosha.co.jp/
＊この本に関するご意見・ご感想をメールでお寄せいただく場合は、comment@gentosha.co.jp まで。

幻冬舎新書

白澤卓二
寿命は30年延びる
長寿遺伝子を鍛えれば、みるみる若返るシンプル習慣術

寿命を延ばす長寿遺伝子は、すべての人間に備わっているが、機能が眠ったままの人と活発な人に分かれる。働きを活発にするスイッチは、食事、睡眠、運動。アンチエイジング実践術の決定版。

松井孝嘉
首こりは万病のもと
うつ・頭痛・慢性疲労・胃腸不良の原因は首疲労だった！

「原因不明」や「ストレス」と診断される数多の体調不良の原因は、首にある！　うつむき姿勢で起こる首のこりが心身をむしばんでいることを指摘し、首を酷使する現代人に警鐘を鳴らす一冊。

朝原宣治
肉体マネジメント

36歳の著者が北京五輪で銅メダルを獲得できた秘密は、コーチに頼らない、卓越したセルフマネジメント能力にあった。日本最速の男が、試行錯誤の末に辿り着いた「衰えない」肉体の作り方。

寺門琢己
男も知っておきたい　骨盤の話

健康な骨盤は周期的に開閉している。さまざまな体の不調は、「二つの骨盤」の開閉不全から始まっていた。ベストセラー『骨盤教室』の著者が骨盤と肩甲骨を通して体の不思議を読み解いた。

幻冬舎新書

中村仁一　久坂部羊
思い通りの死に方

現役医師2人が、誰も本当のことを言わない高齢者の生き方・老い方・逝き方を赤裸々に語り合った。医者の多くがなぜがんになるのか？　大往生は可能なのか？等々、生死の真実がわかる。

中村仁一
大往生したけりゃ医療とかかわるな
「自然死」のすすめ

数百例の「自然死」を見届けてきた現役医師である著者の持論は、「死ぬのはがんに限る。ただし治療はせずに」。自分の死に時を自分で決めることを提案した画期的な書。

笠井奈津子
甘い物は脳に悪い
すぐに成果が出る食の新常識

食生活を少し変えるだけで痩せやすくなったり、疲れにくくなったり、集中力が高まる身体のメカニズムを具体的に解説。食事が仕事に与える影響の大きさを知れば、食生活は劇的に変わる！

久坂部羊
日本人の死に時
そんなに長生きしたいですか

あなたは何歳まで生きたいですか？　多くの人にとって長生きは苦しく、人の寿命は不公平だ。どうすれば満足な死を得られるか。数々の老人の死を看取ってきた現役医師による〝死に時〟の哲学。

幻冬舎新書

男性不妊症
石川智基

不妊症で悩むカップルのうち48%が男性側要因。「無精子症」「精子無力症」などの精子異常や勃起不全が男性不妊症の主な原因だ。精子の働きから最新治療法まで男の生殖に関する情報を満載。

脳がめざめる呼吸術
金森秀晃

人は障壁を感じると、呼吸が浅くなり、普段の10%程度の力しか発揮できなくなる。だがたった3分間の訓練で逆腹式呼吸ができるようになれば、脳は限界を超えて潜在能力をフルに発揮する！

人はなぜ眠れないのか
岡田尊司

不眠で悩む人は多いが、どうすればぐっすり眠れるのか。睡眠学や不眠症臨床の最新知見から、不眠症を克服する具体的方法や実体験に基づく極意まで、豊富なエピソードを交えて伝授。

うつと気分障害
岡田尊司

うつと思われていた人の約半分が、実は躁うつだとわかってきた。本書ではうつと気分障害についての基礎知識から、最先端の研究成果、実際に役立つ予防や治療・克服法までわかりやすく解説。

幻冬舎新書

岡田尊司

境界性パーソナリティ障害

普段はしっかりしている人が、不可解な言動を繰り返す、境界性パーソナリティ障害。ある「きっかけ」で、突然そういう「状態」になるのはなぜか。理解しがたい精神の病を、わかりやすく解説。

五木寛之　香山リカ

鬱《うつ》の力

迫りくる一億総ウツ時代。うつ病急増、減らない自殺、共同体崩壊など、日本人が直面する心の問題を作家と精神科医が徹底的に語りあう。「鬱」を「明日へのエネルギー」に変える新しい生き方の提案。

大野裕

不安症を治す
対人不安・パフォーマンス恐怖にもう苦しまない

内気、あがり性、神経質――「性格」ではなく「病気」だから治ります。うつ、アルコール依存症に次いで多い精神疾患といわれる「社会不安障害」を中心に、つらい不安・緊張への対処法を解説。

星野仁彦

発達障害を見過ごされる子ども、認めない親

ADHDやアスペルガー症候群などの発達障害の子どもが激増している。どうすれば発達障害児を見抜き治せるのか。ADHDを抱えながら医師になった著者が障害児の現状から治療法までを解説。